Radiodiagnostische Übungen

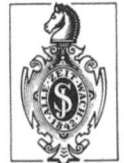

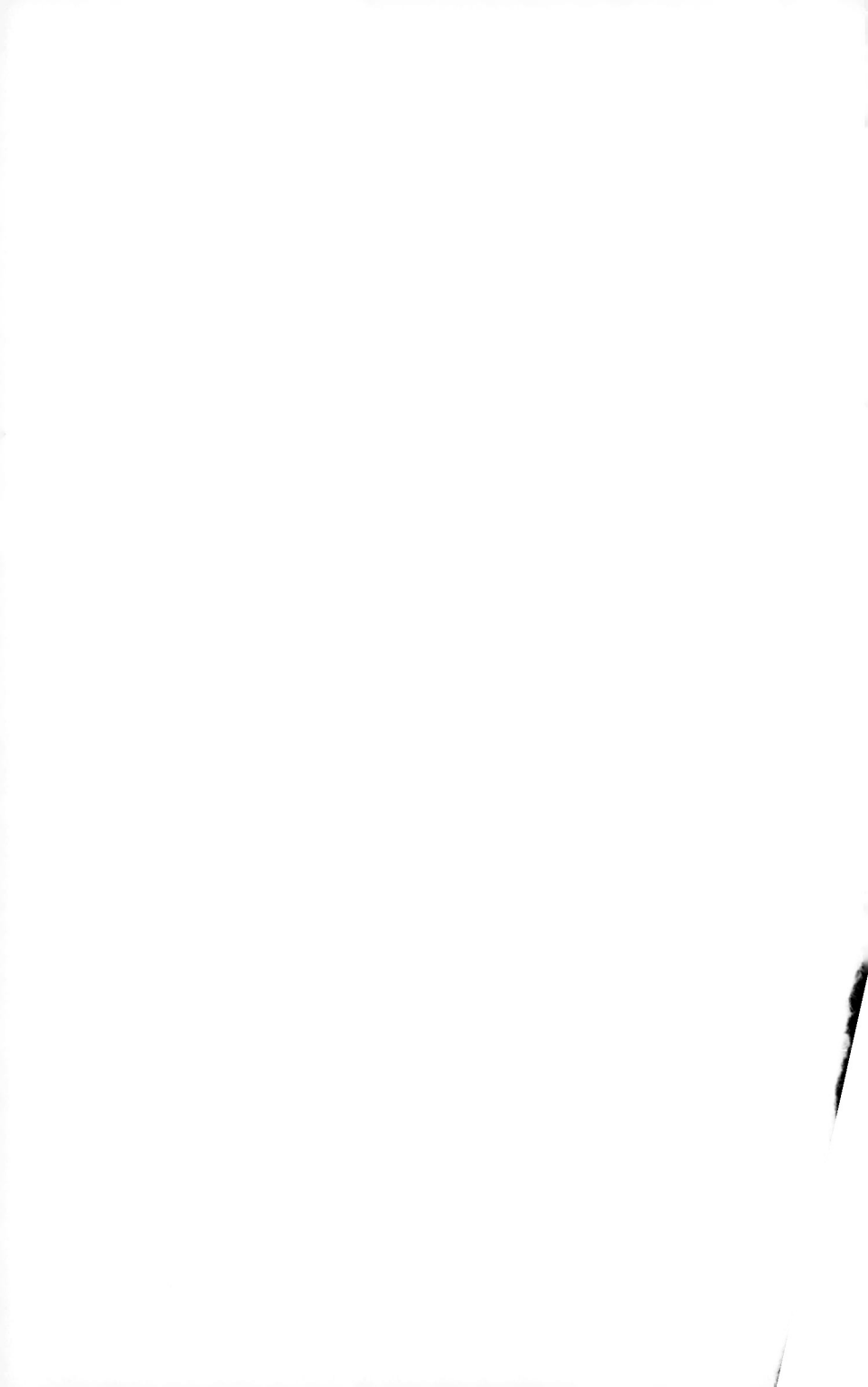

Jean-Louis Dietemann

Radiologie des Schädels

103 diagnostische Übungen für Studenten und praktische Radiologen

Mit 302 Abbildungen

Springer-Verlag Berlin Heidelberg New York Tokyo

Dr. JEAN-LOUIS DIETEMANN
Assistant des Hôpitaux, Chef de Clinique
à la Faculté de Médecine
Service de Radiologie 1. Unité de Neuroradiologie
Pavillon Clovis Vincent
Hospices Civils
1, Place de l'Hôpital
F-67091 Strasbourg Cedex

Übersetzt aus dem Französischen von
ELEONORE BROMHORST

ISBN-13: 978-3-540-13759-7 e-ISBN-13: 978-3-642-70018-7
DOI: 10.1007/978-3-642-70018-7

CIP-Kurztitelaufnahme der Deutschen Bibliothek
Dietemann, Jean-Louis:
Radiologie des Schädels : 103 diagnost. Übungen für Studenten u. prakt. Radiologen / Jean-Louis Dietemann. - Berlin ; Heidelberg ; New York ; Tokyo : Springer, 1985.
(Radiodiagnostische Übungen) Engl. Ausg. u. d. T.: Dietemann, Jean-Louis: Radiodiagnosis of the skull. - Franz. Ausg. u. d. T.: Dietemann, Jean-Louis: Radiologie cranienne.

Das Werk ist urheberrechtlich geschützt. Die dadurch begründeten Rechte, insbesondere die der Übersetzung, des Nachdruckes, der Entnahme von Abbildungen, der Funksendung, der Wiedergabe auf photomechanischem oder ähnlichem Wege und der Speicherung in Datenverarbeitungsanlagen bleiben, auch bei nur auszugsweiser Verwertung, vorbehalten. Die Vergütungsansprüche des § 54, Abs. 2 UrhG werden durch die „Verwertungsgesellschaft Wort", München, wahrgenommen.

© by Springer Verlag Berlin Heidelberg 1985
Reprint of the original edition 1985

Die Wiedergabe von Gebrauchsnamen, Handelsnamen, Warenbezeichnungen usw. in diesem Werk berechtigt auch ohne besondere Kennzeichnung nicht zu der Annahme, daß solche Namen im Sinne der Warenzeichen- und Markenschutz-Gesetzgebung als frei zu betrachten wären und daher von jedermann benutzt werden dürften.

Produkthaftung: Für Angaben über Dosierungsanweisungen und Applikationsformen kann vom Verlag keine Gewähr übernommen werden. Derartige Angaben müssen vom jeweiligen Anwender im Einzelfall anhand anderer Literaturstellen auf ihre Richtigkeit überprüft werden.

Bindearbeiten: J. Schäffer oHG, 6718 Grünstadt
2127-3130/543210

Geleitwort

Mit der vorliegenden Arbeit von Jean-Louis Dietemann wird die von der Straßburger radiologischen Schule initiierte Sammlung der radiodiagnostischen Übungen vermehrt. Weitere Bände über die Radiologie des Gesichtsschädels, über die Senologie sowie über abdominale Tomographie sind in Vorbereitung. Jean-Louis Dietemann, der diesen Band der radiologischen Diagnostik des Schädels widmet, ist seit mehr als einem Jahrzehnt mit diesem Problemkreis konfrontiert. Seine didaktischen Fähigkeiten hat er bereits in Büchern über die Sella turcica und über die zerebrale Angiographie unter Beweis gestellt. Zweifellos wird auch sein drittes Werk ein großer Erfolg werden, ein Glanzlicht in der Reihe der diagnostischen Übungen.

Professor A. WACKENHEIM
Hospices Civils de Strasbourg
Centre Hospitalier Régional
Service de Radiologie I
Strasbourg

Inhaltsverzeichnis

1. Teil: Röntgenbilder 1
2. Teil: Text und Schemata 85

Literaturverzeichnis 165

Sachverzeichnis 167

1. Teil

Röntgenbilder

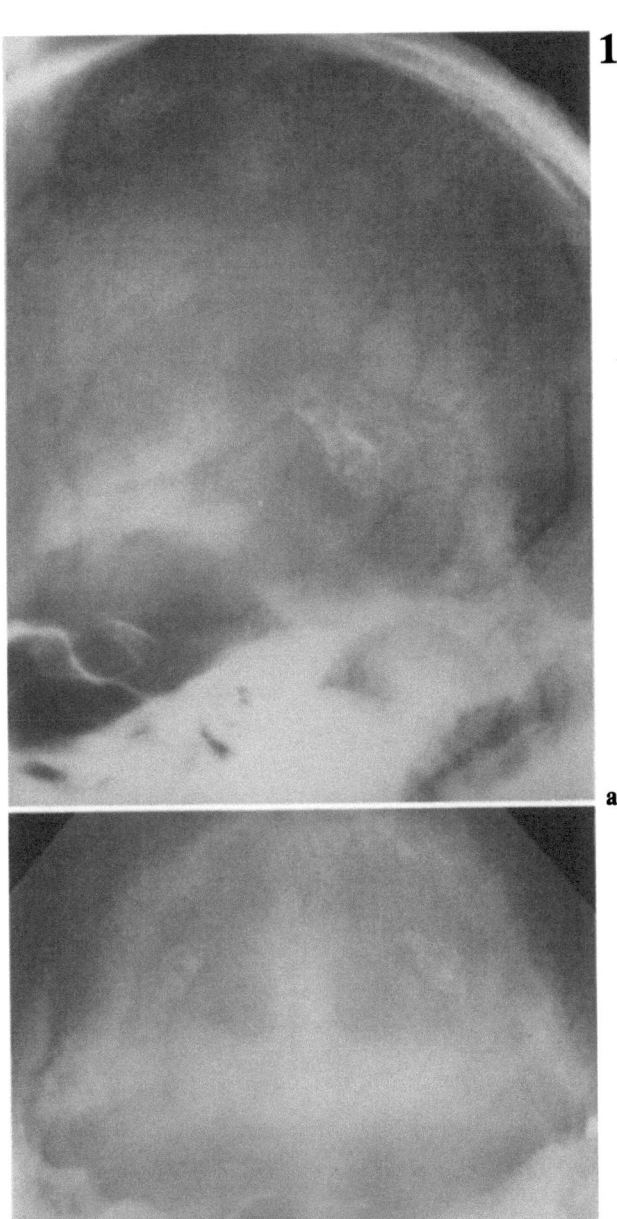

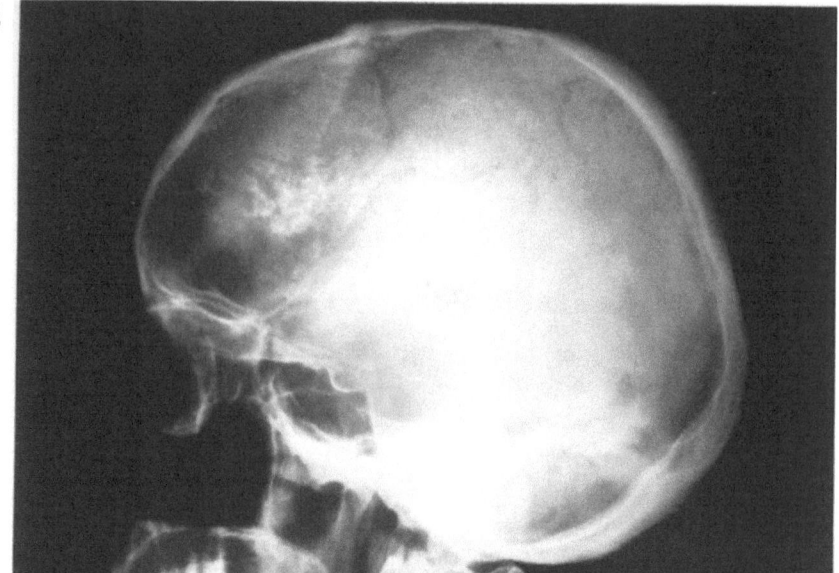
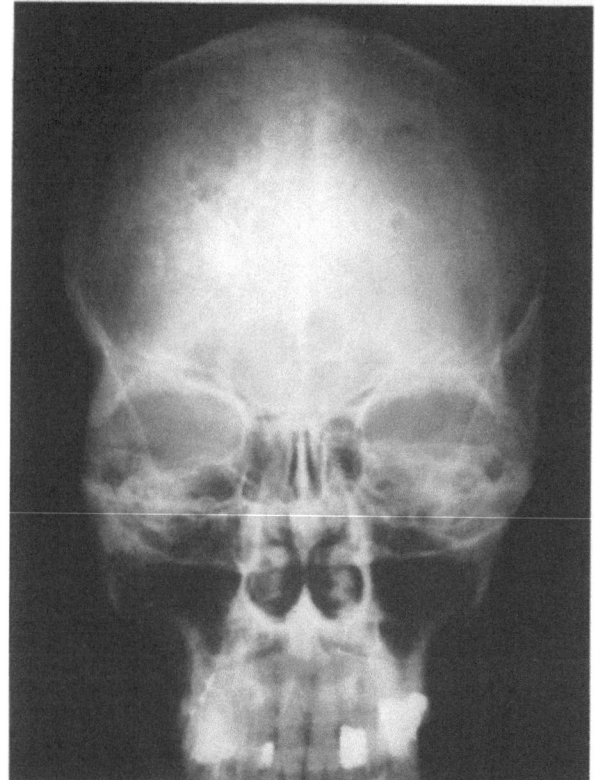

3

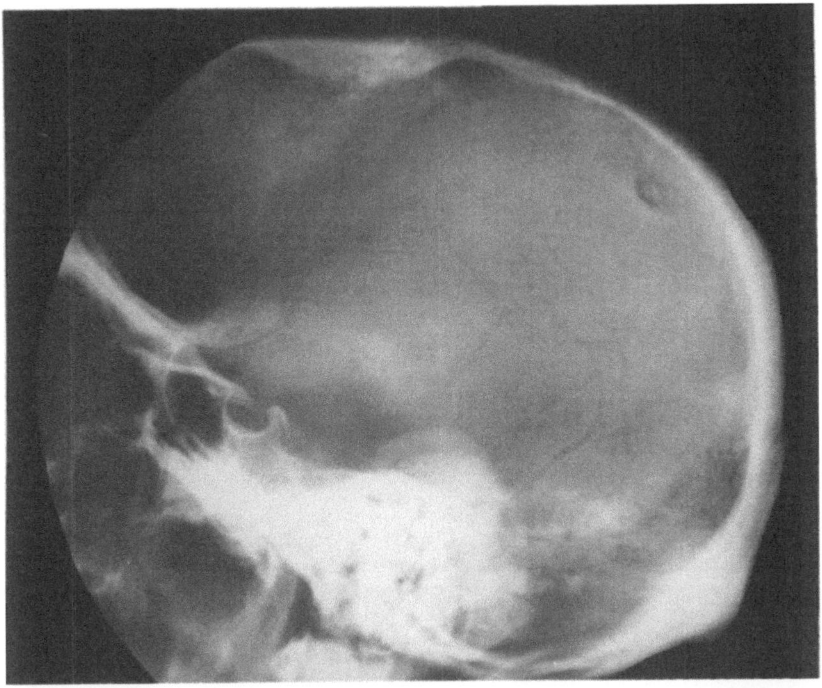

4

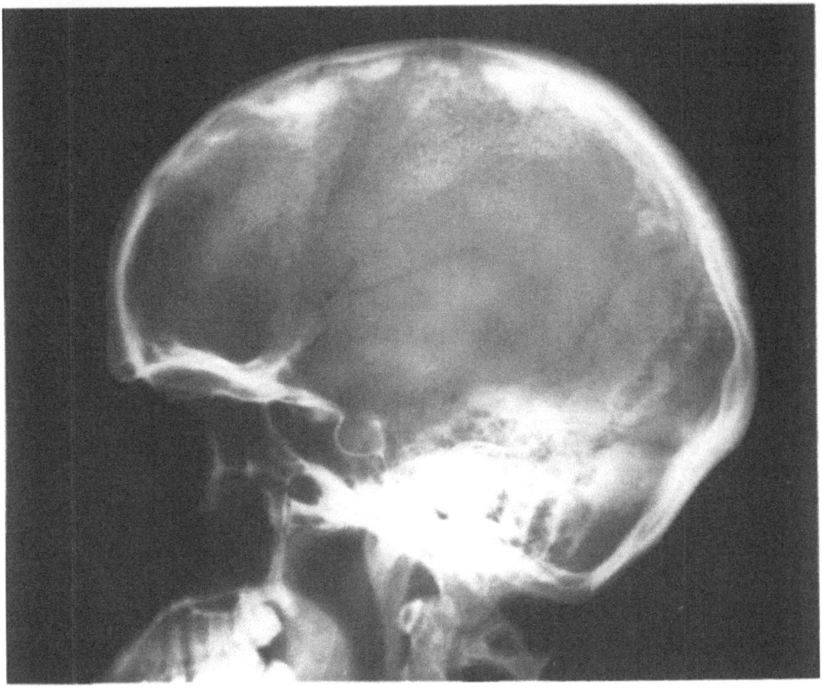

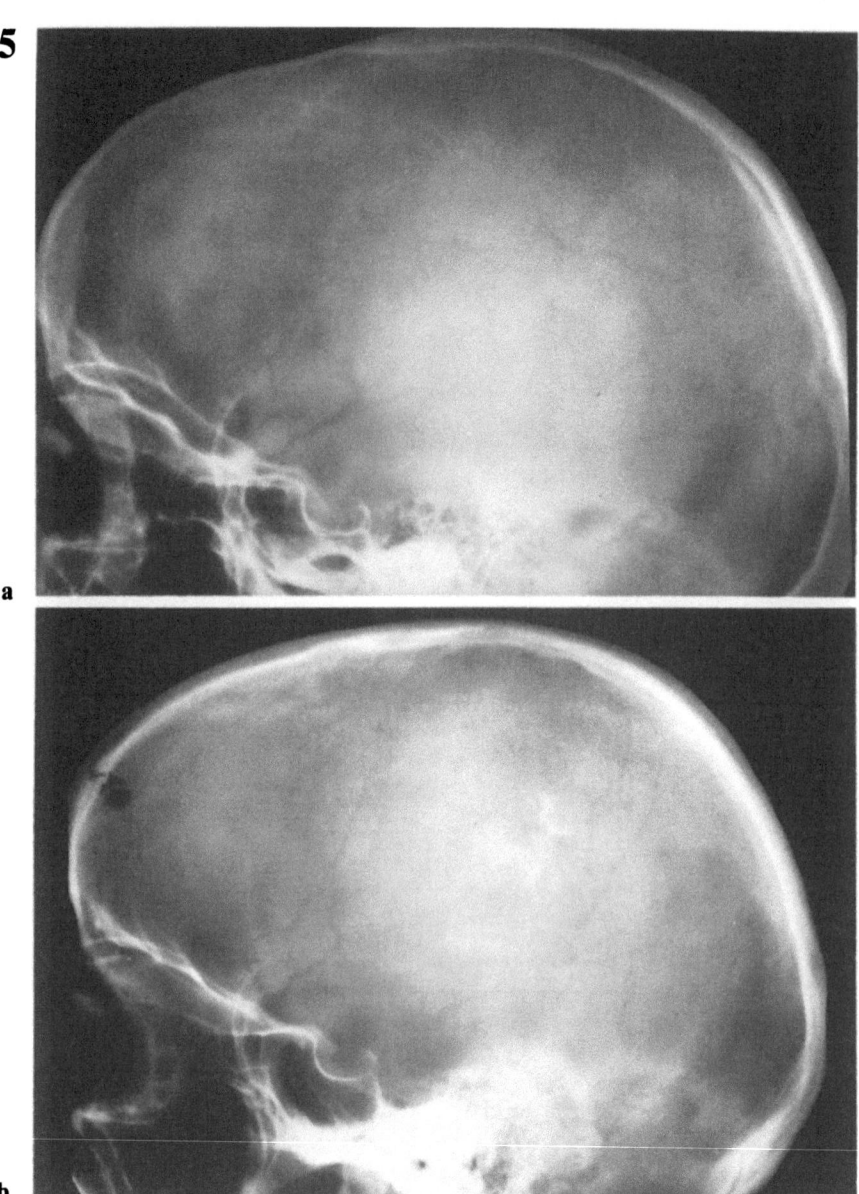

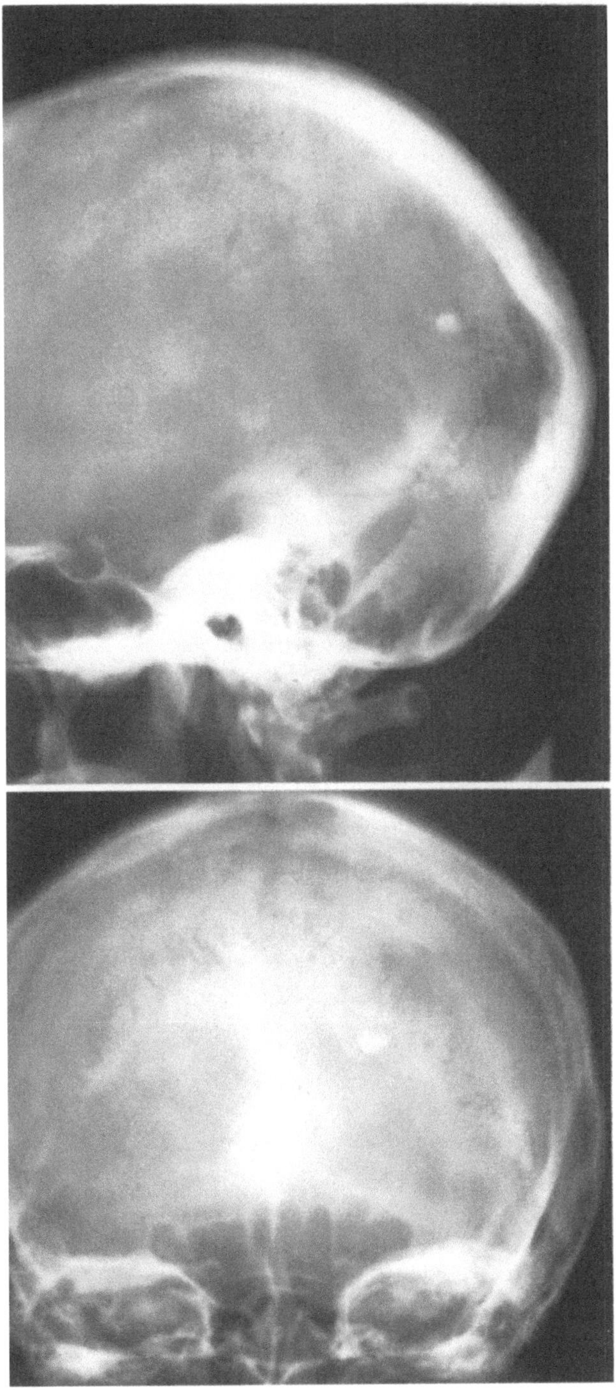

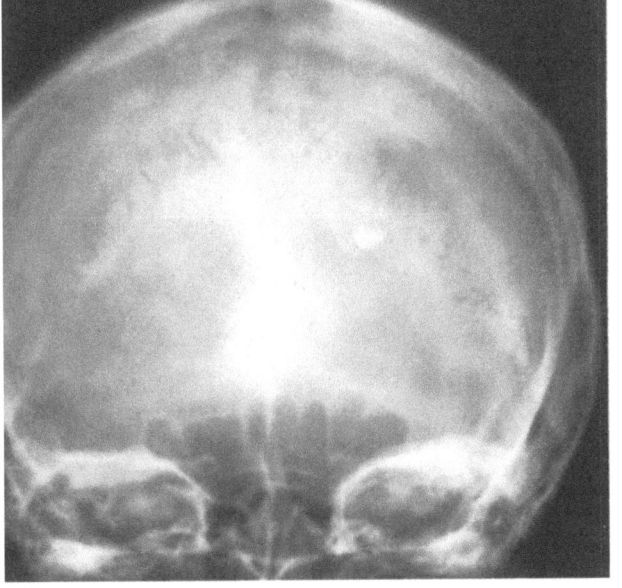

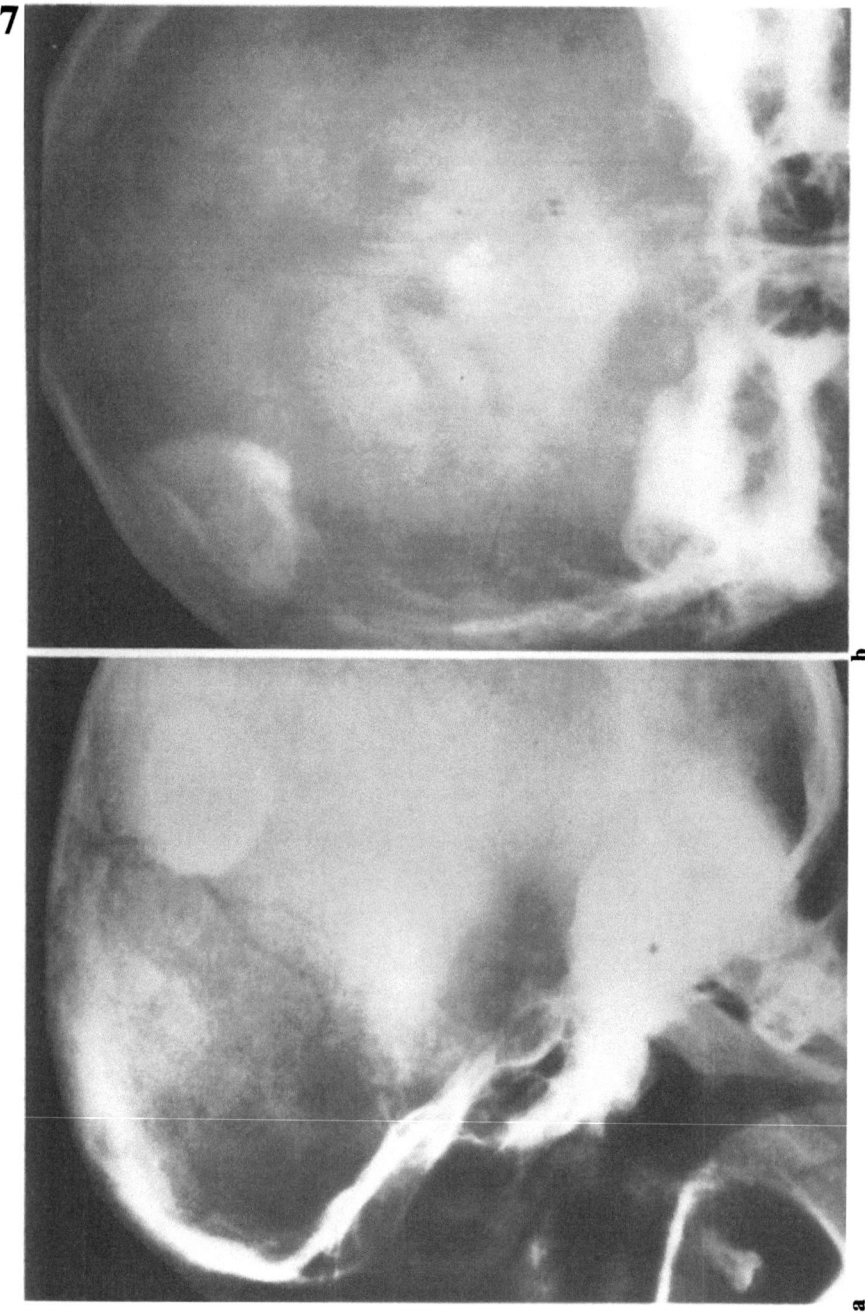

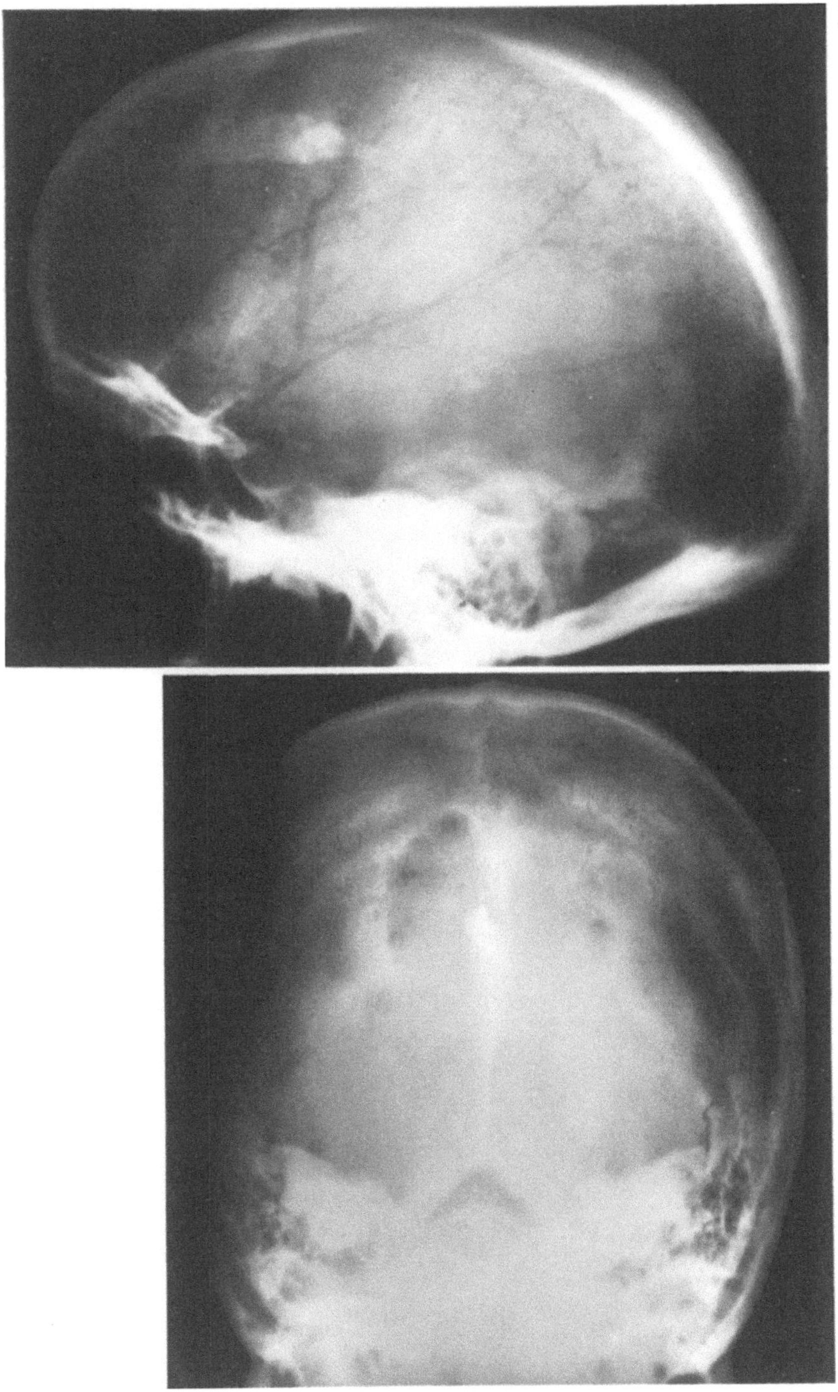

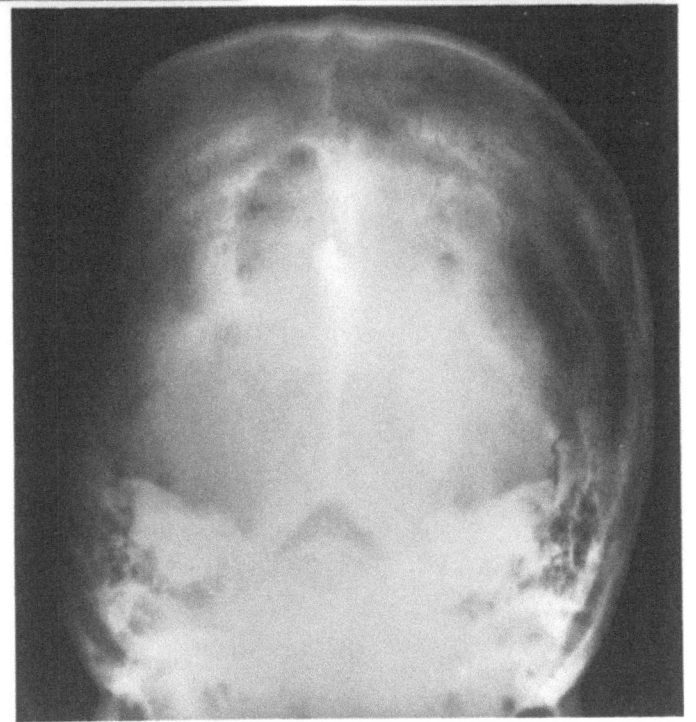

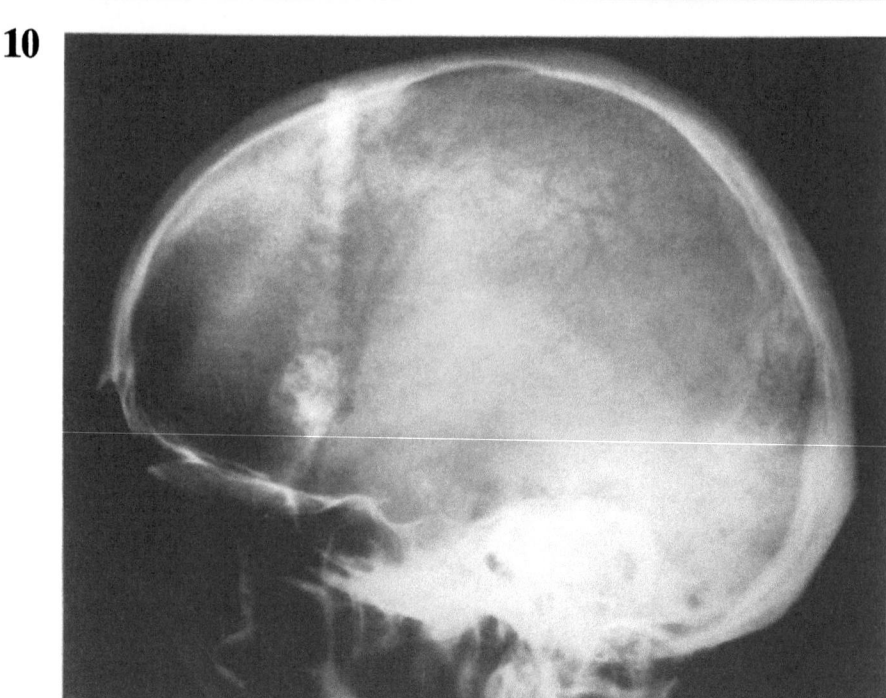

11

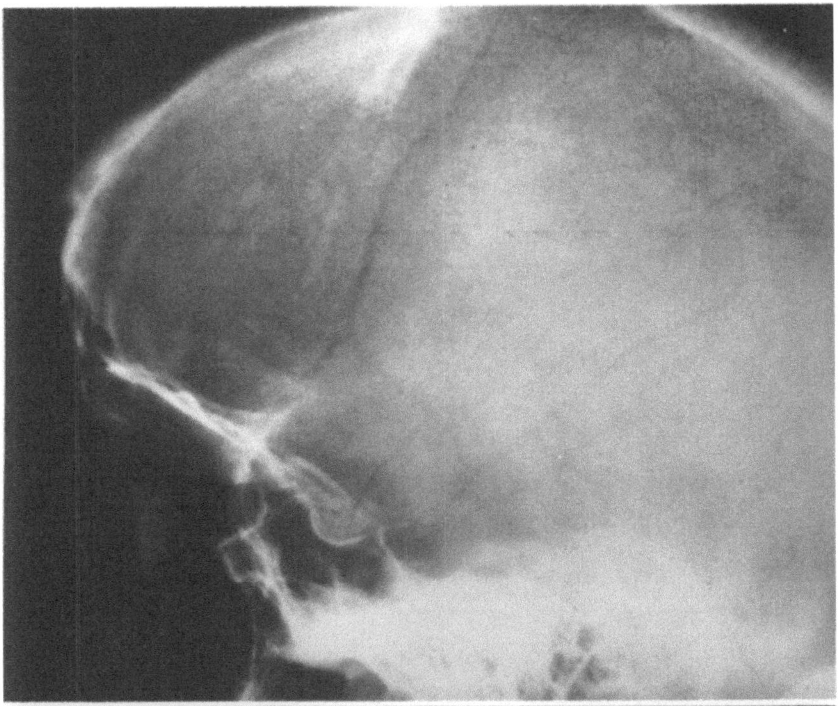

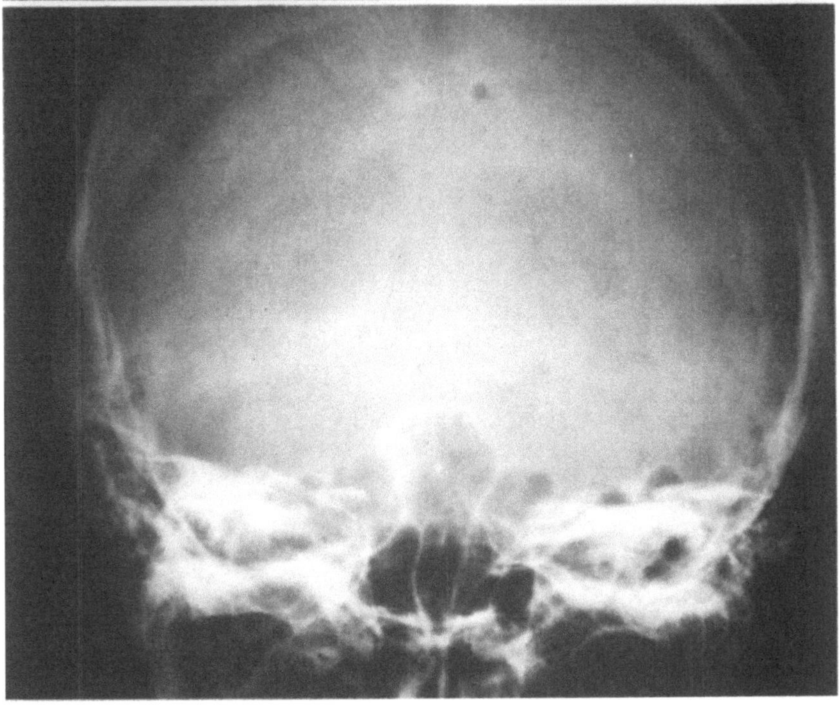

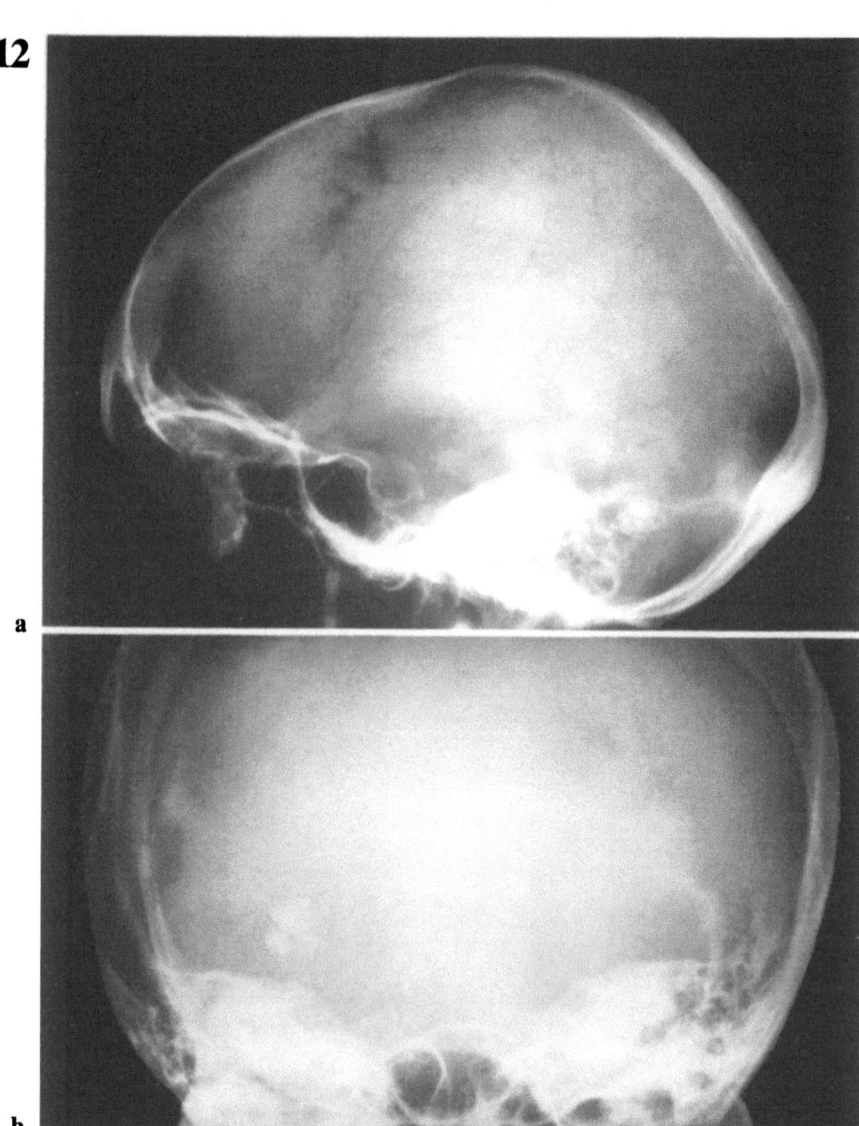

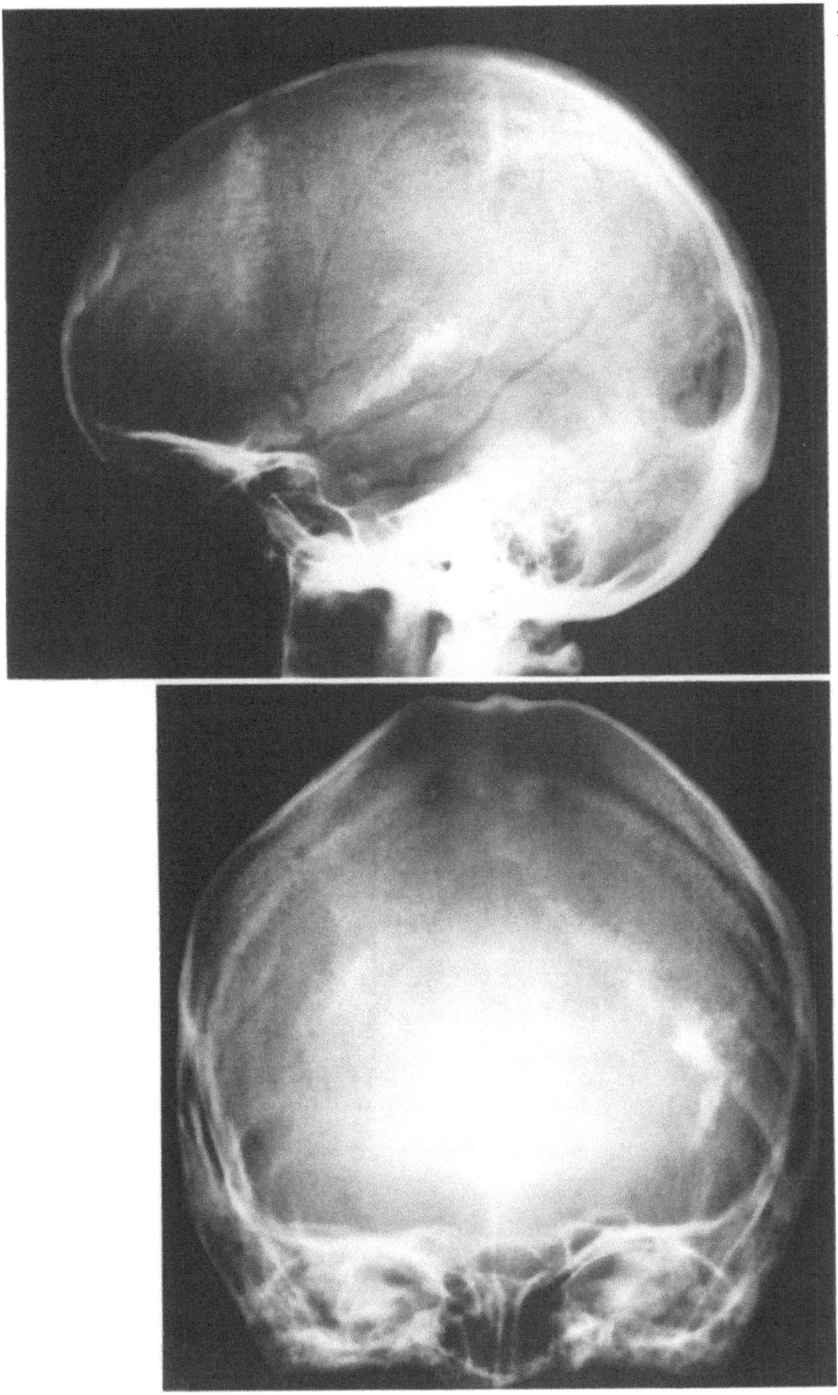

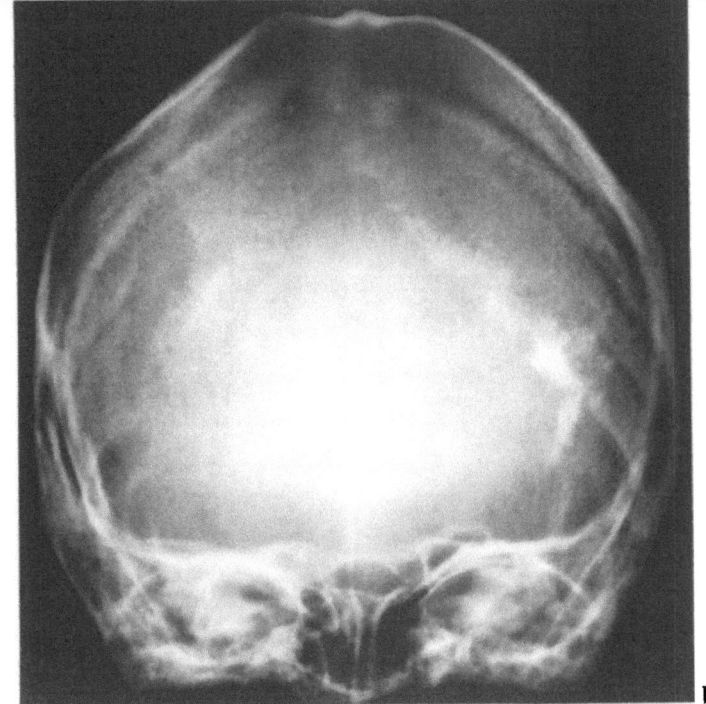

14

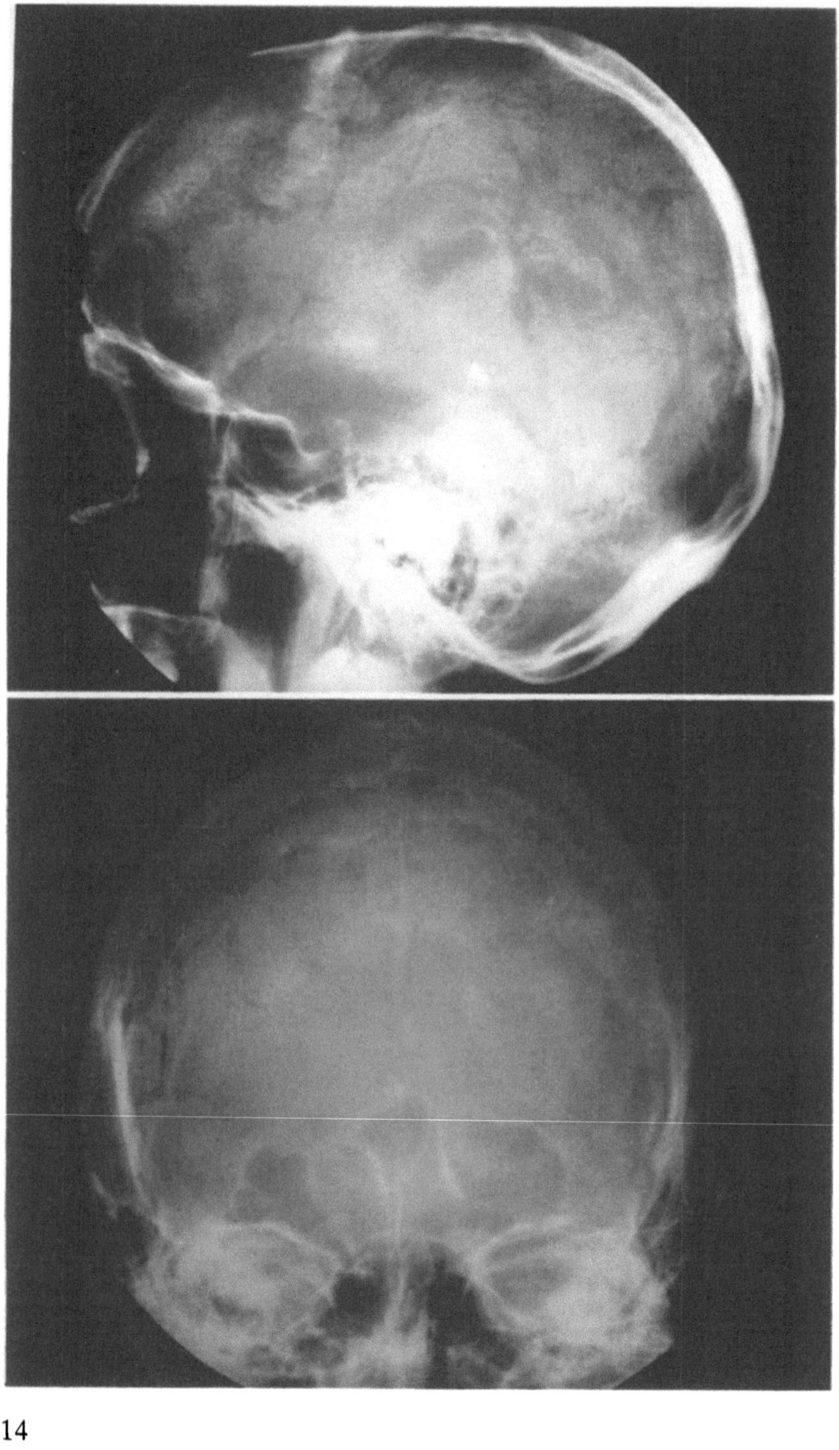

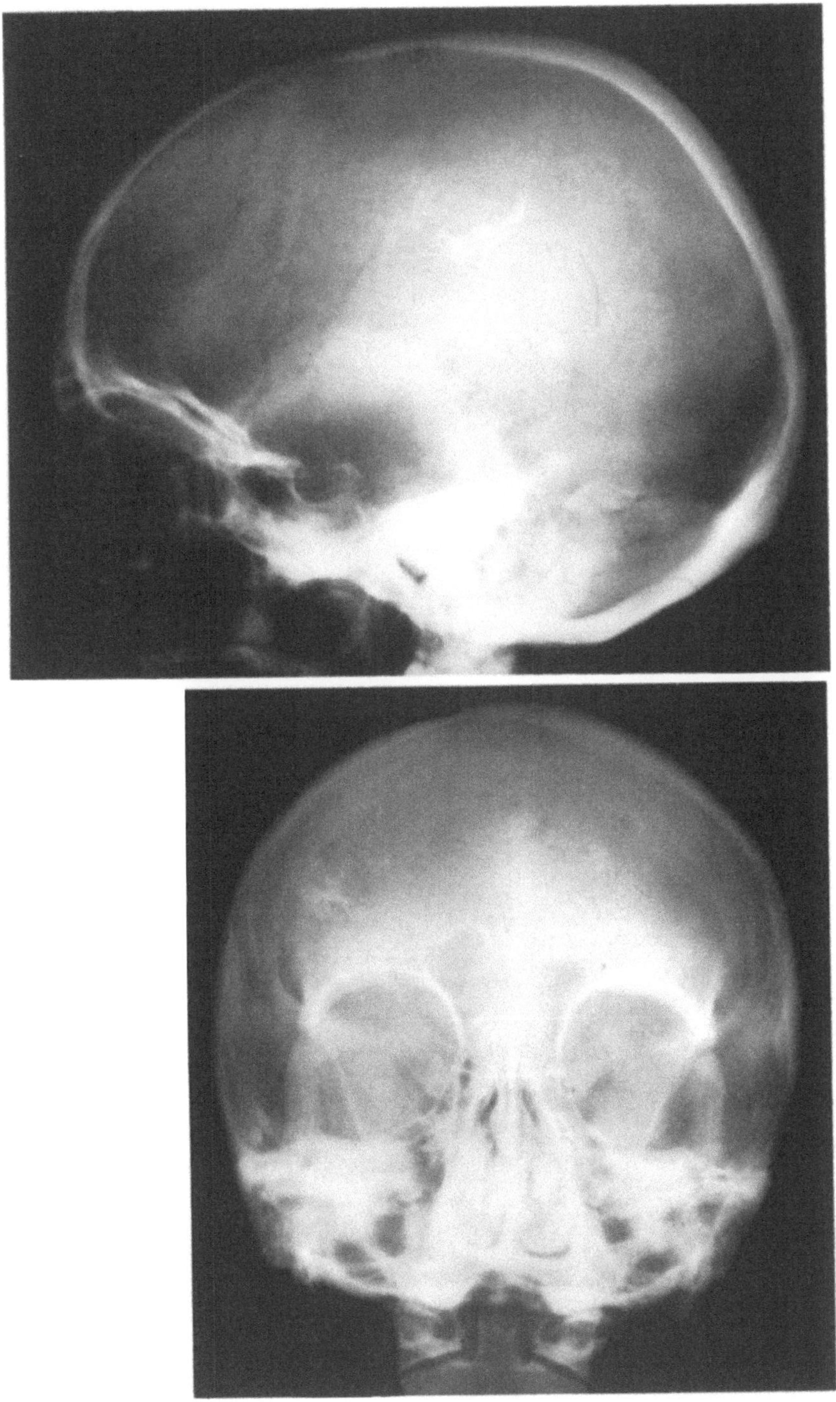

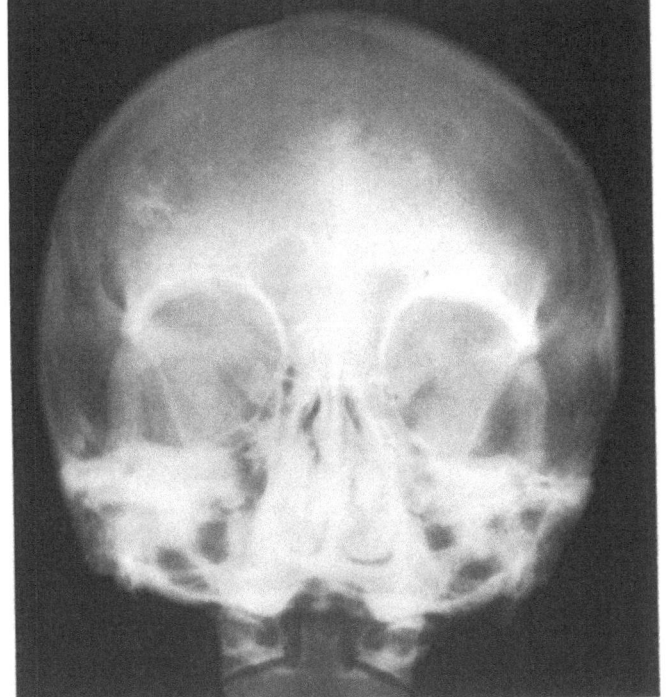

16

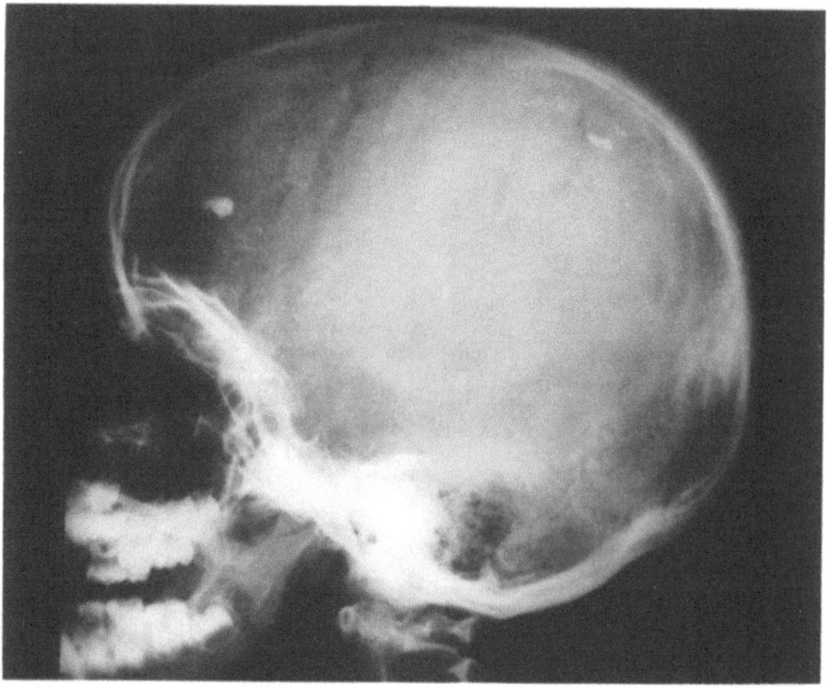

17

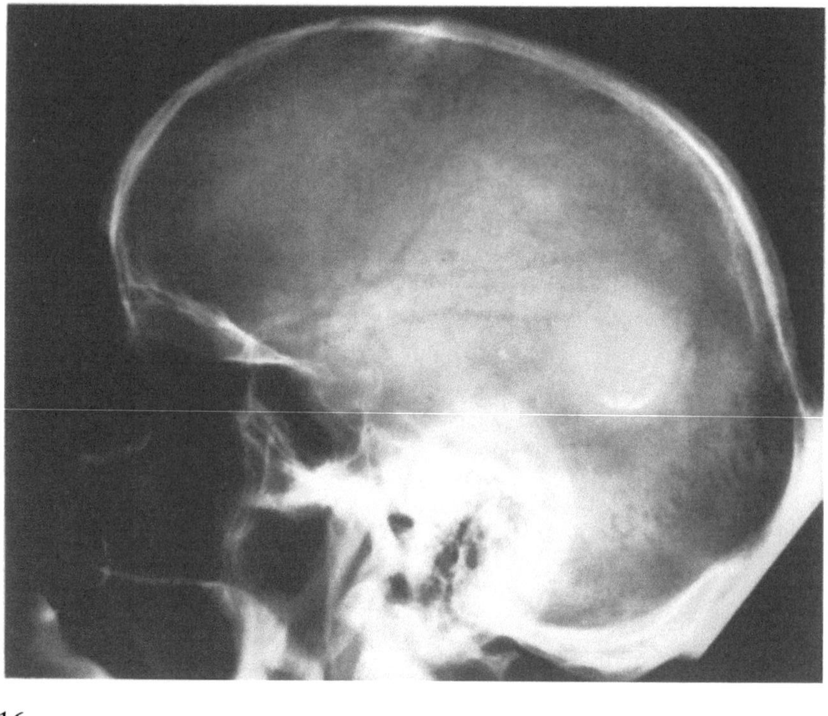

16

18

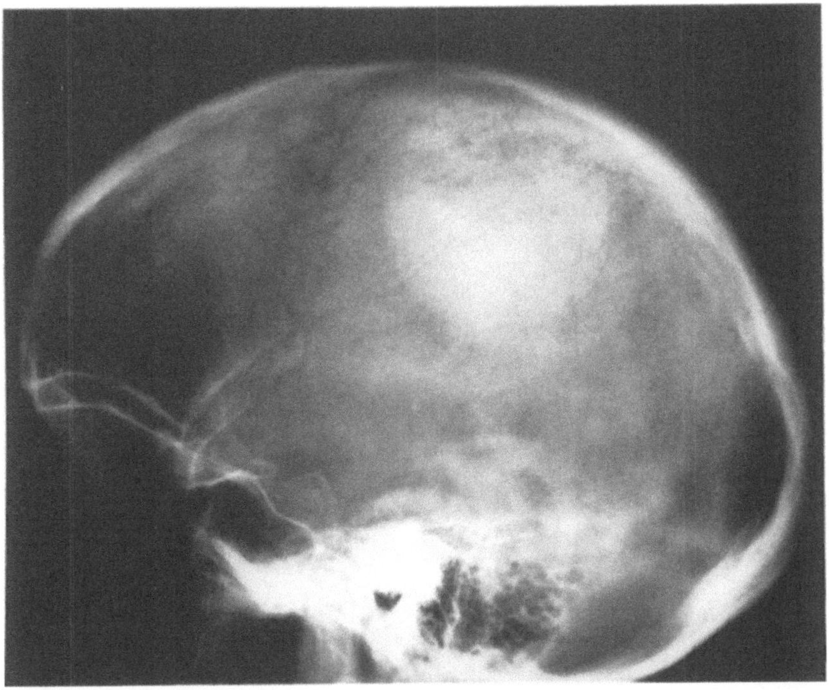

19

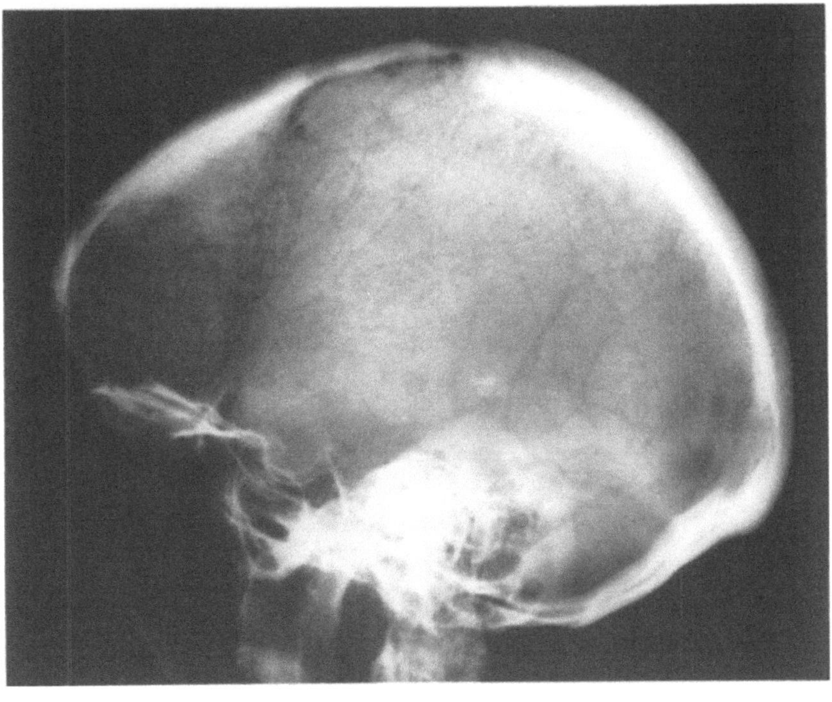

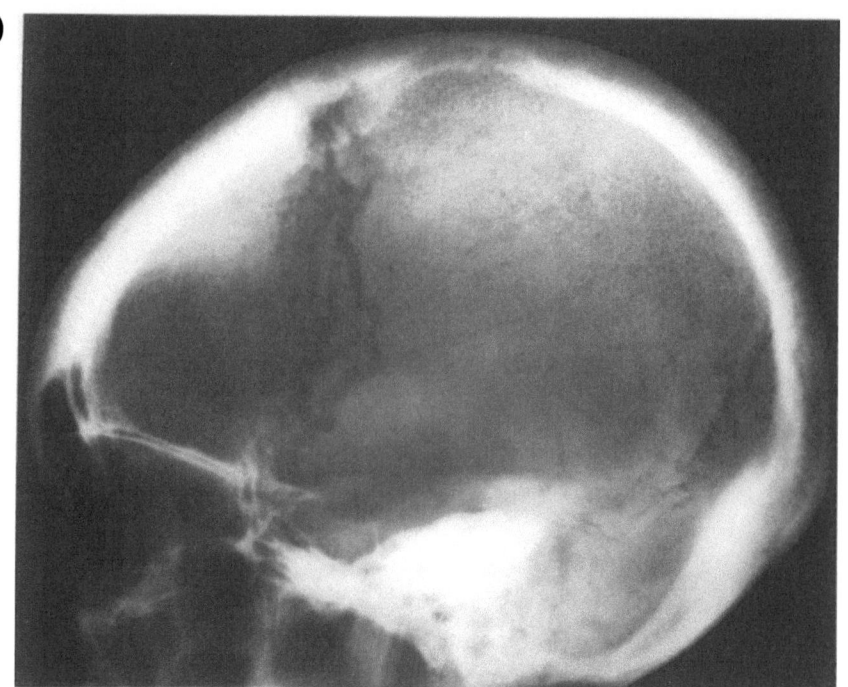

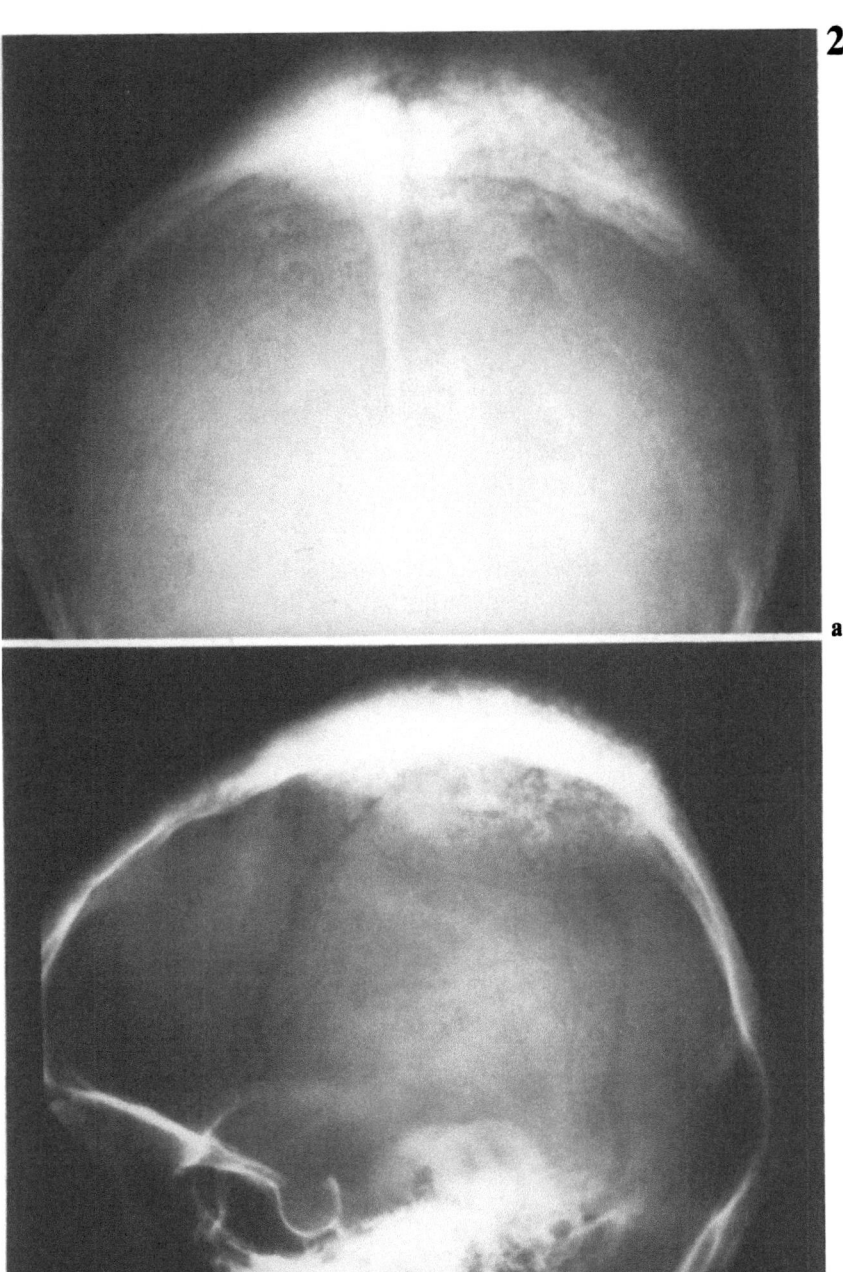

22

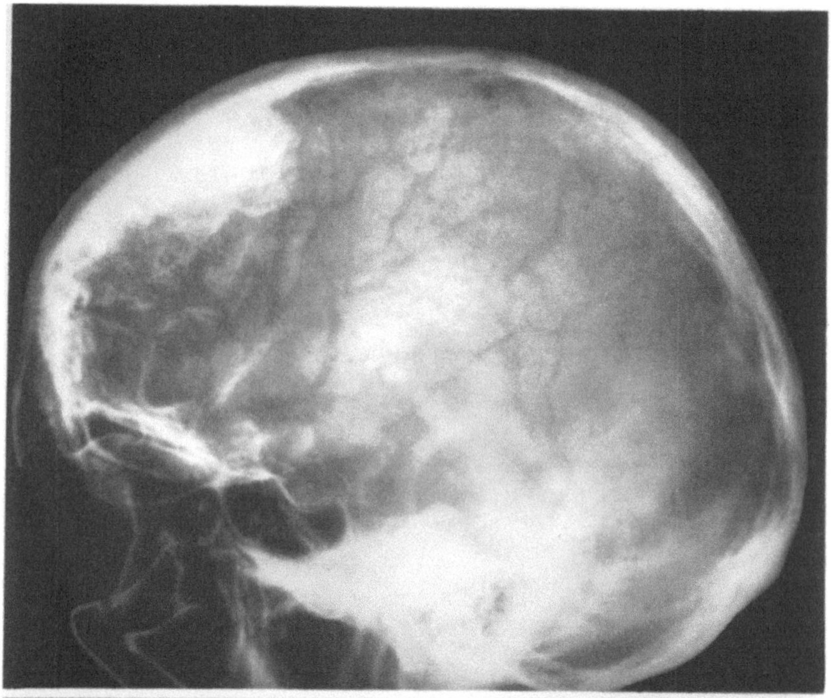

a

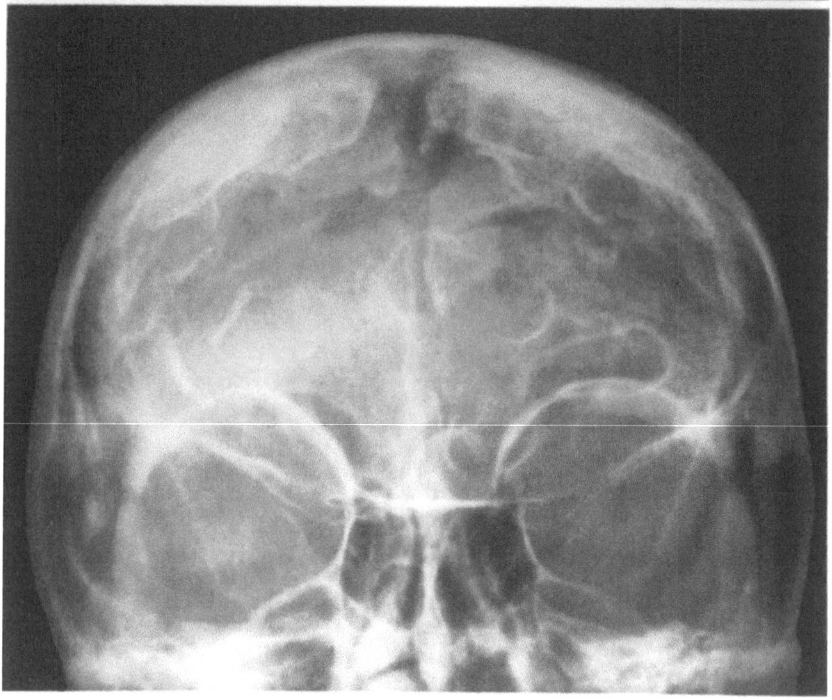

b

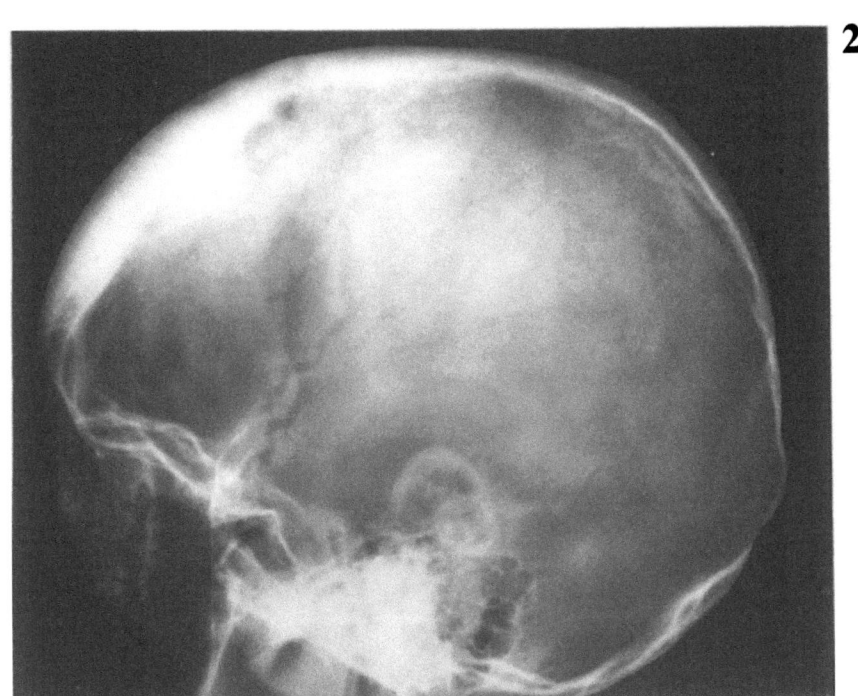

24

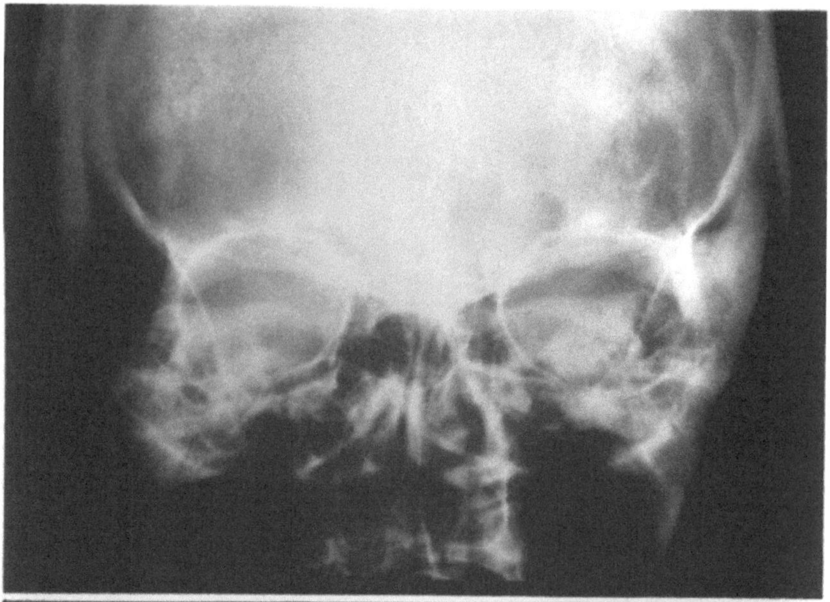

a

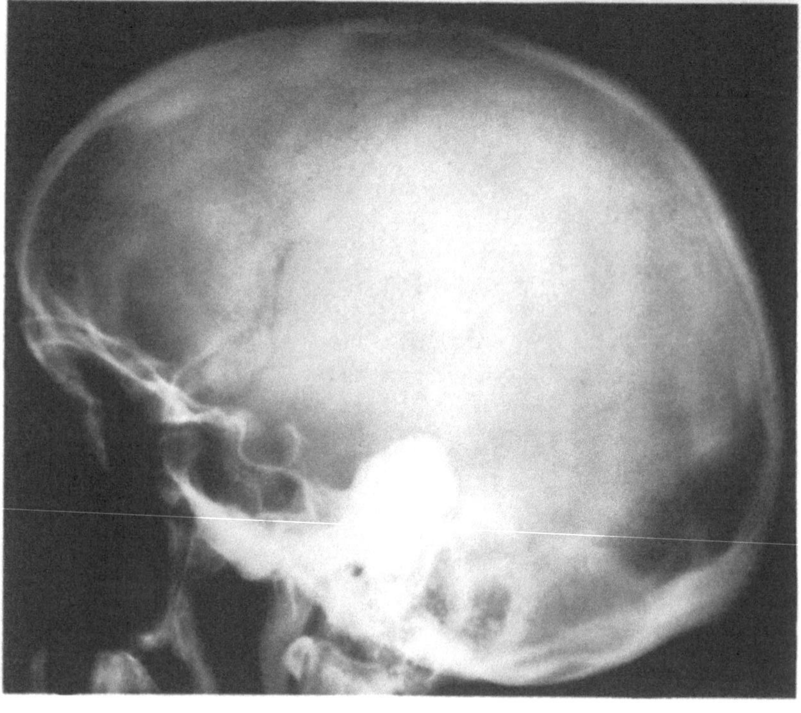

b

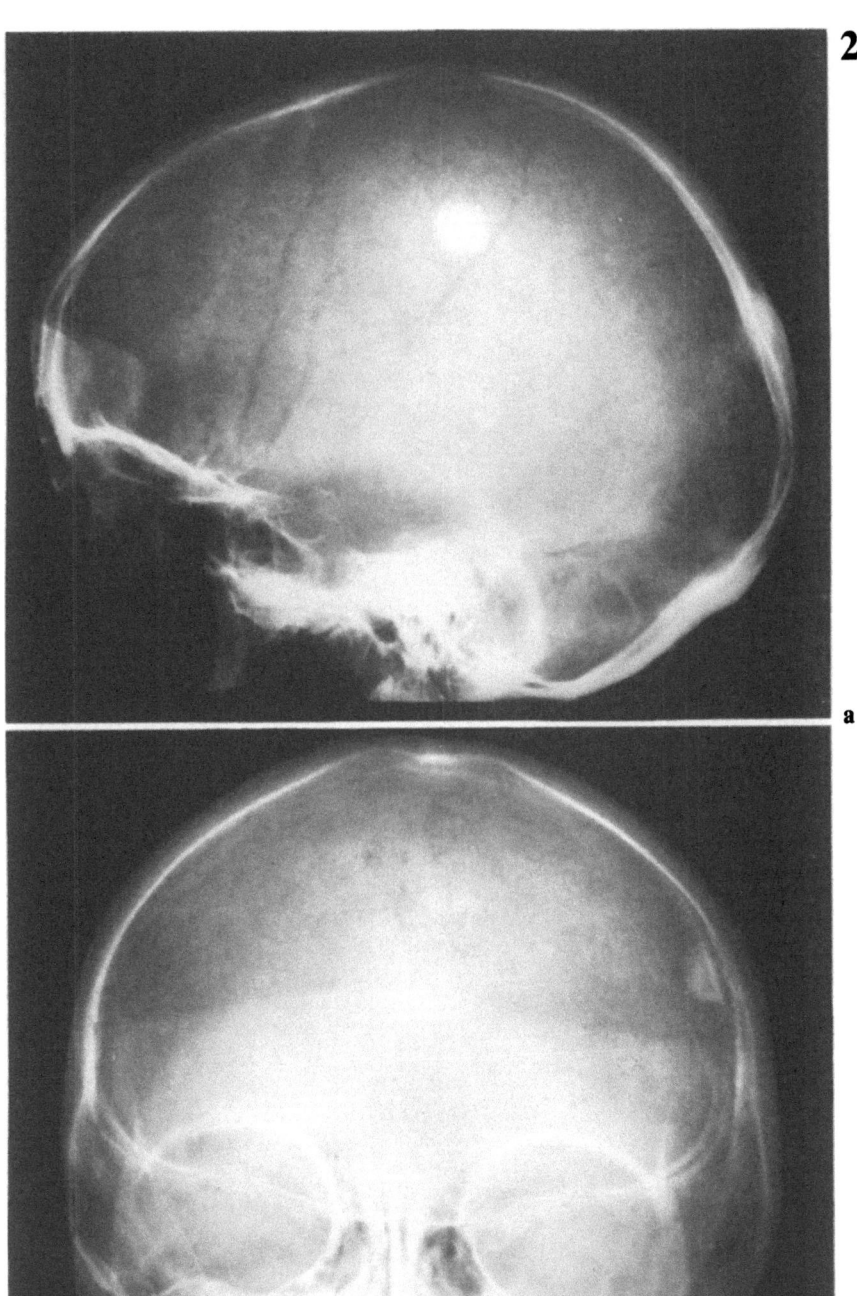

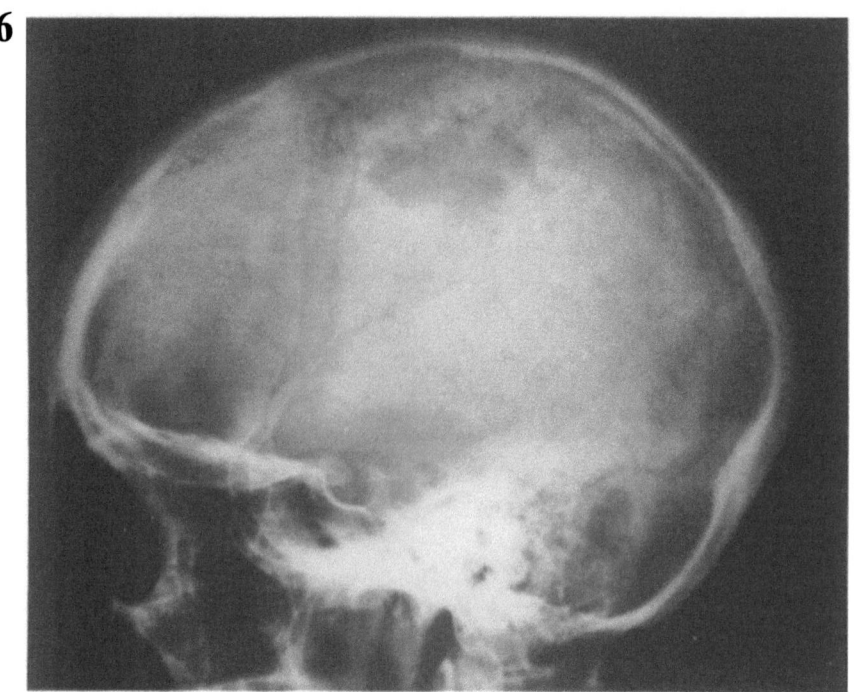

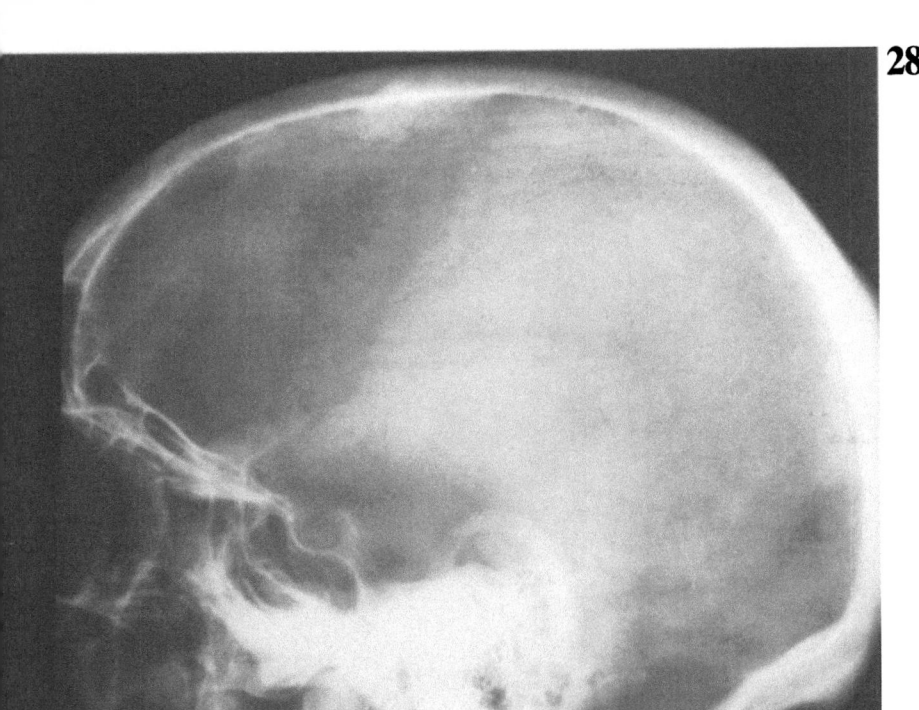

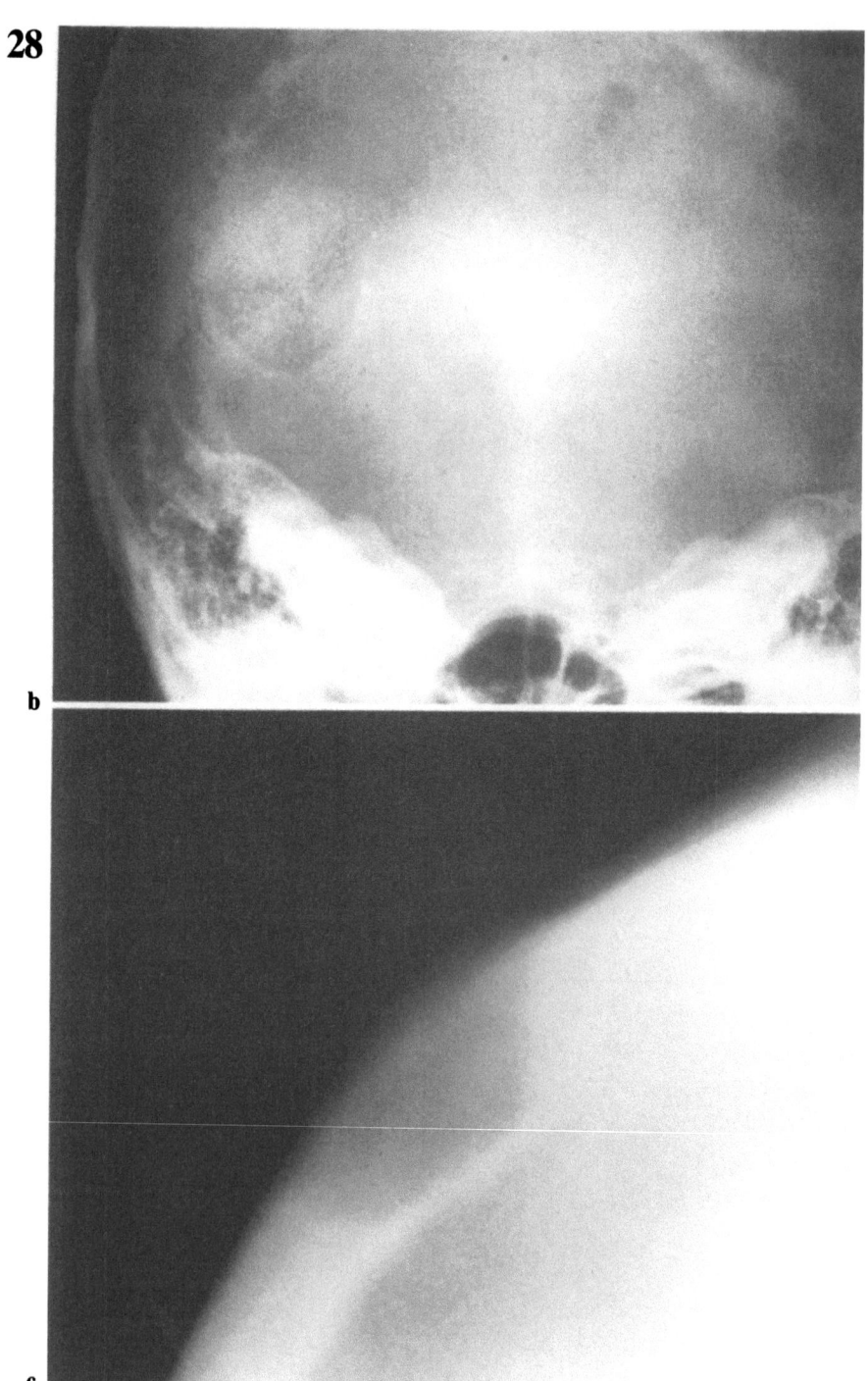

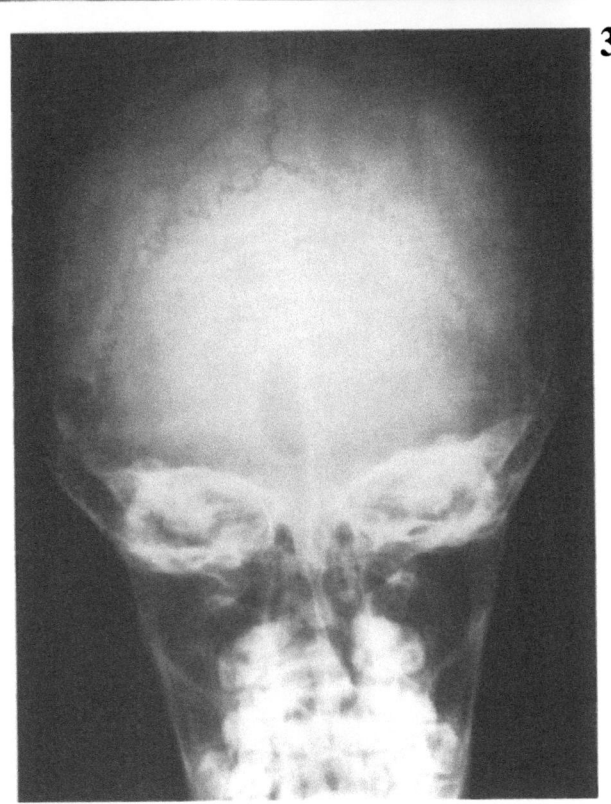

27

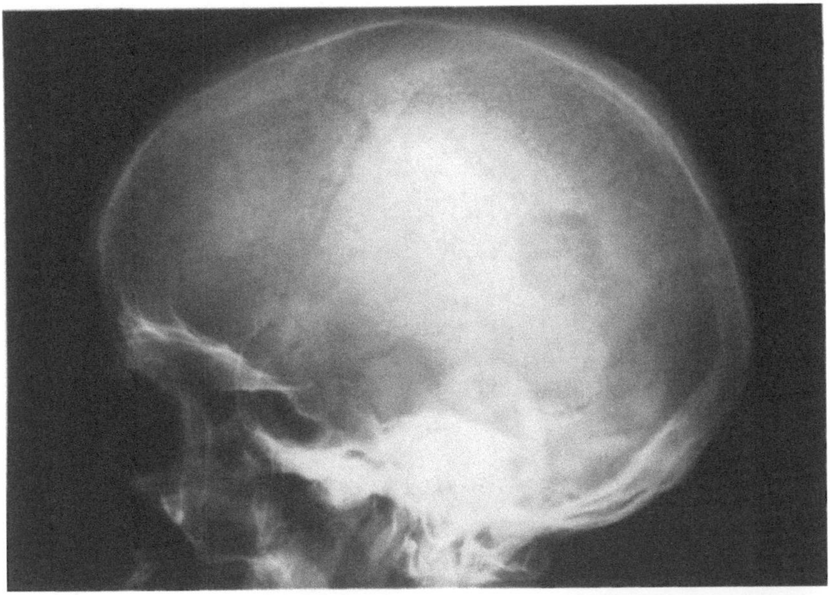

31

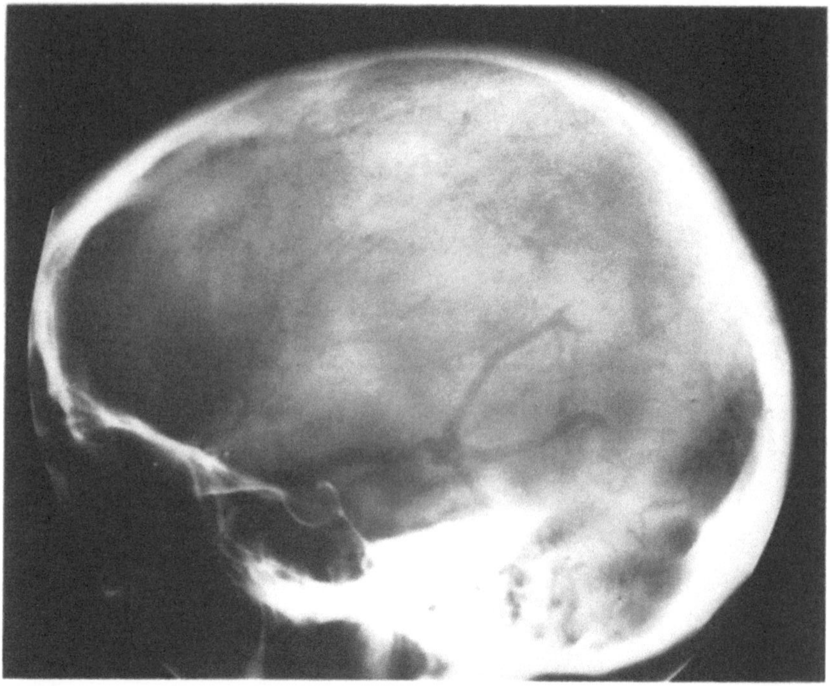

32

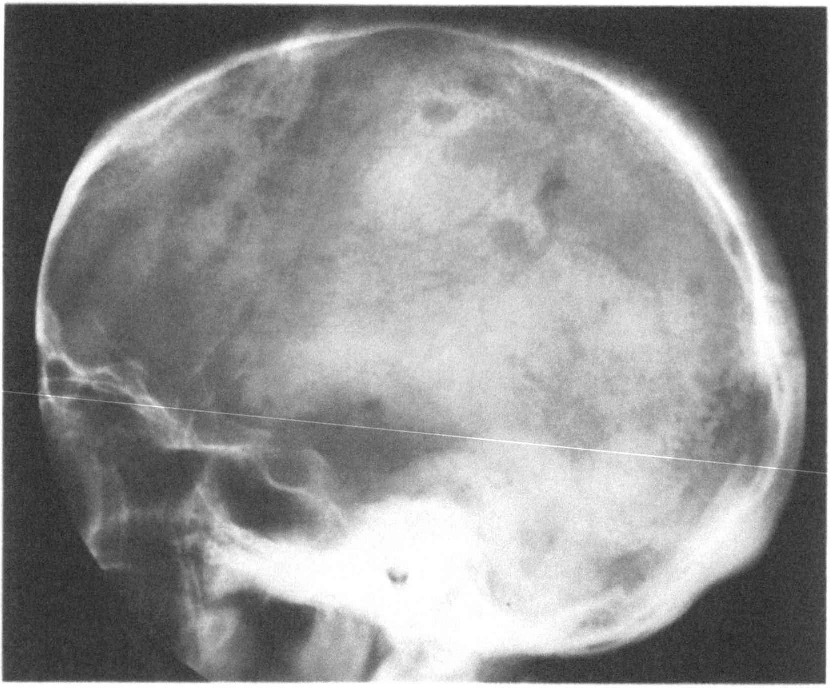

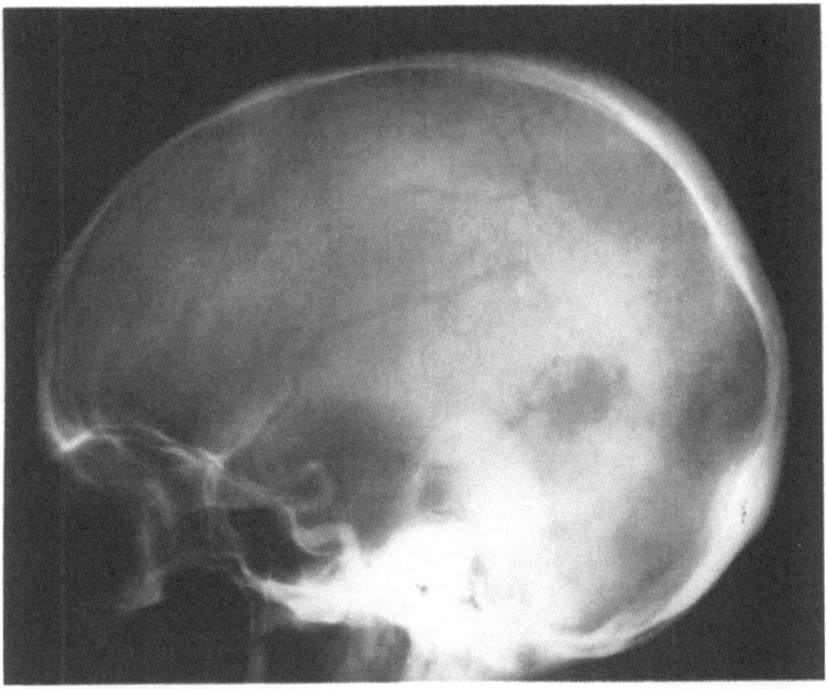

33

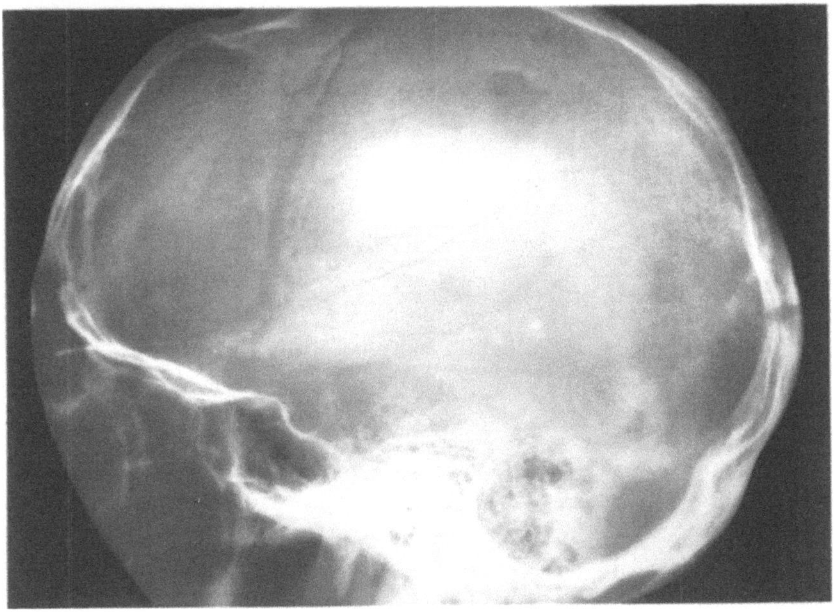

34

35

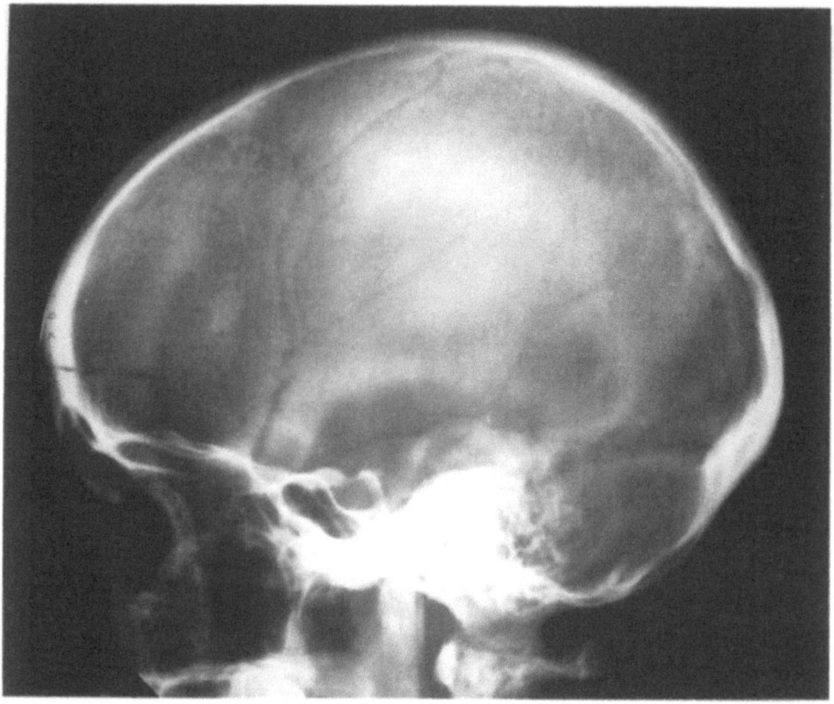

36

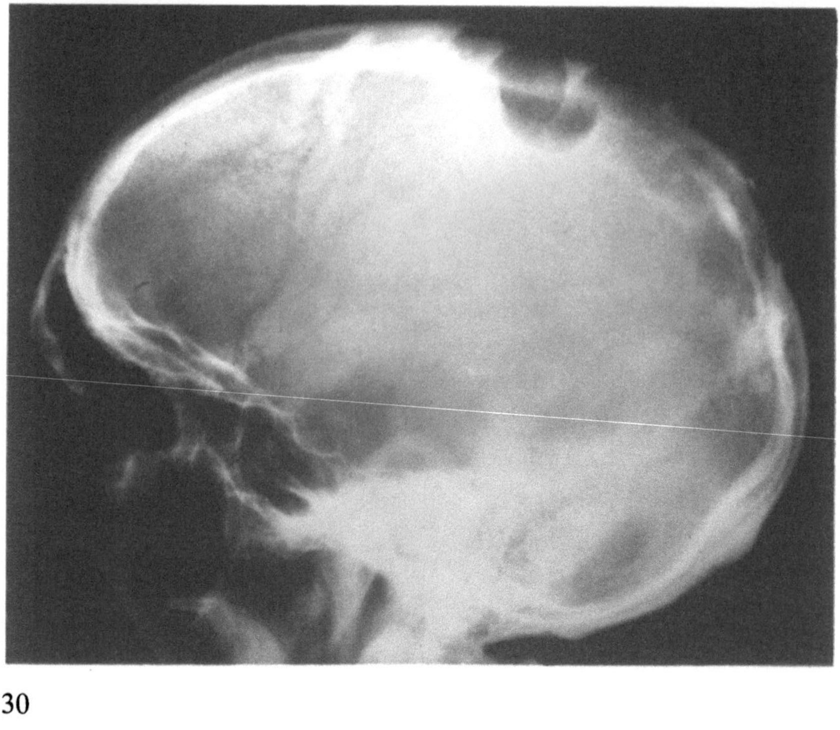

30

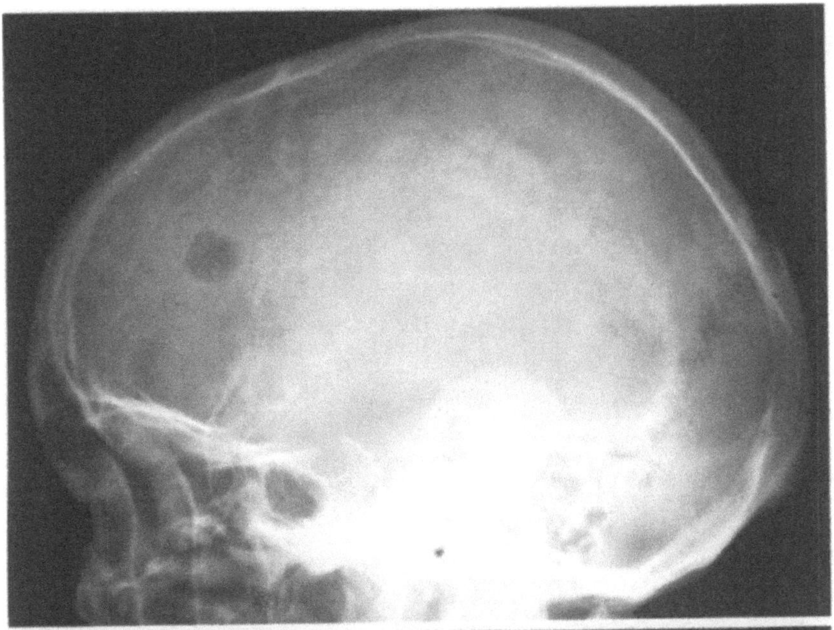

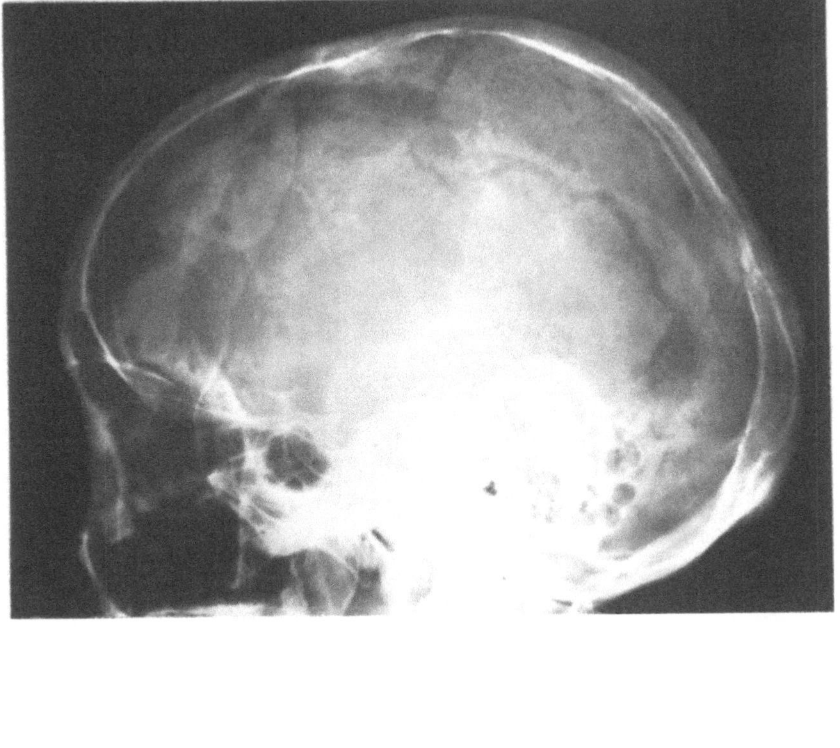

38

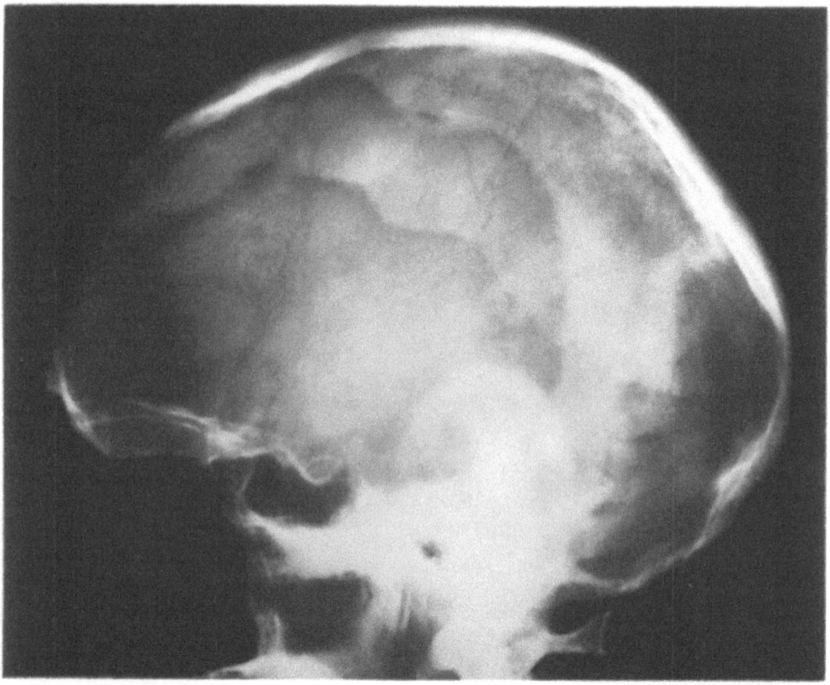

39

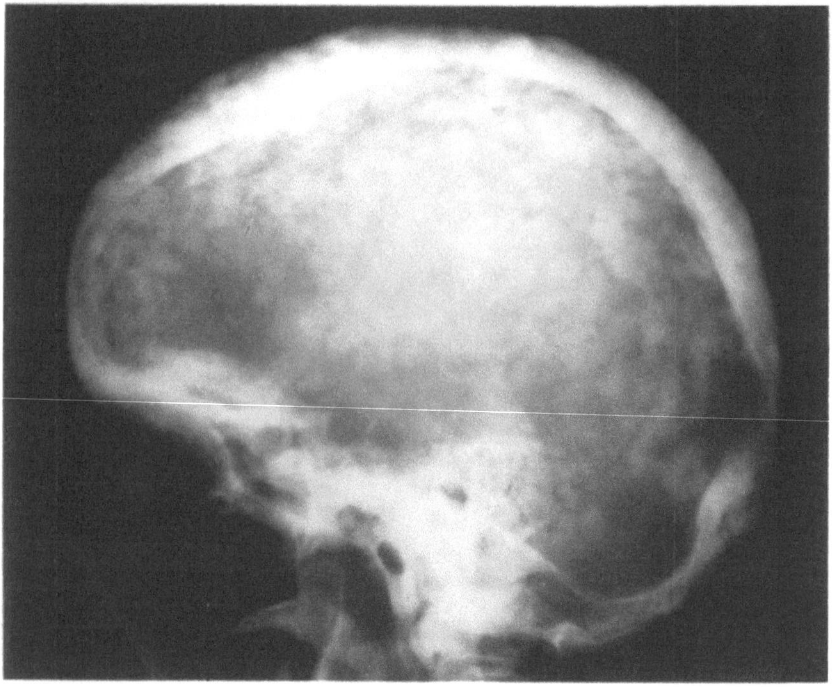

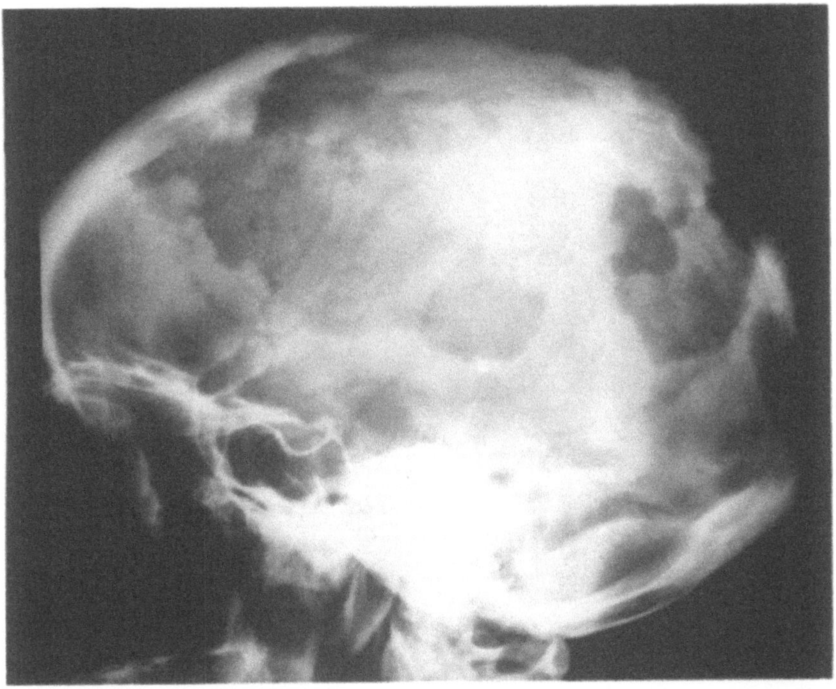

40

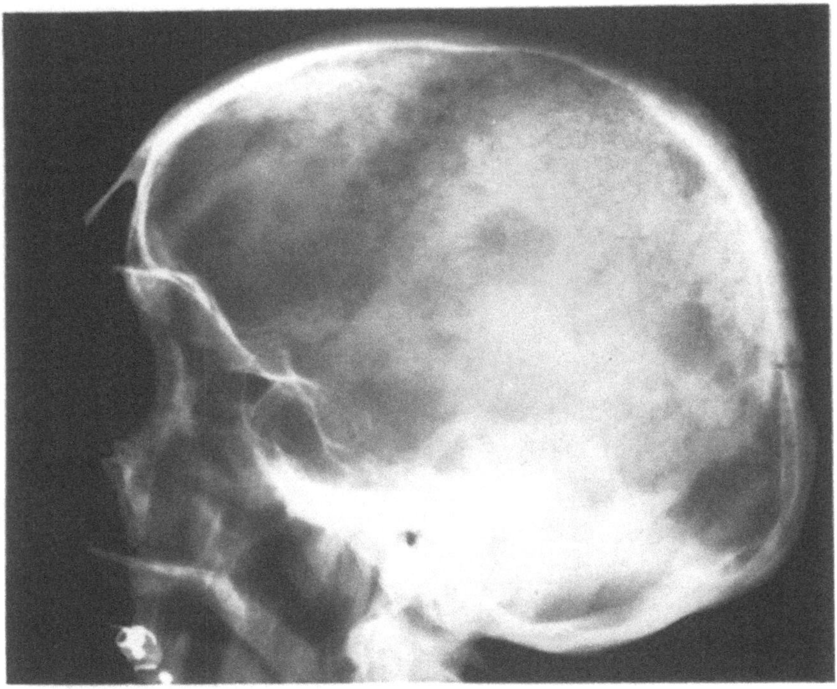

41

33

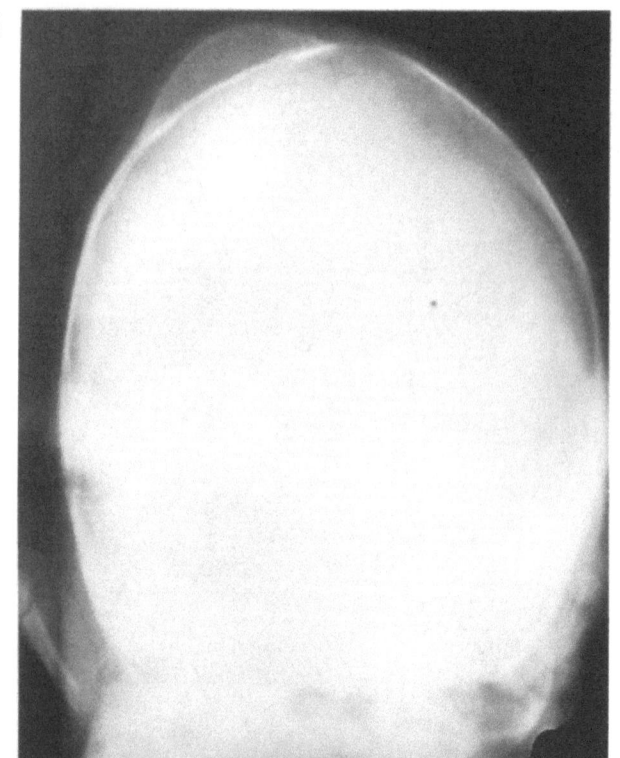

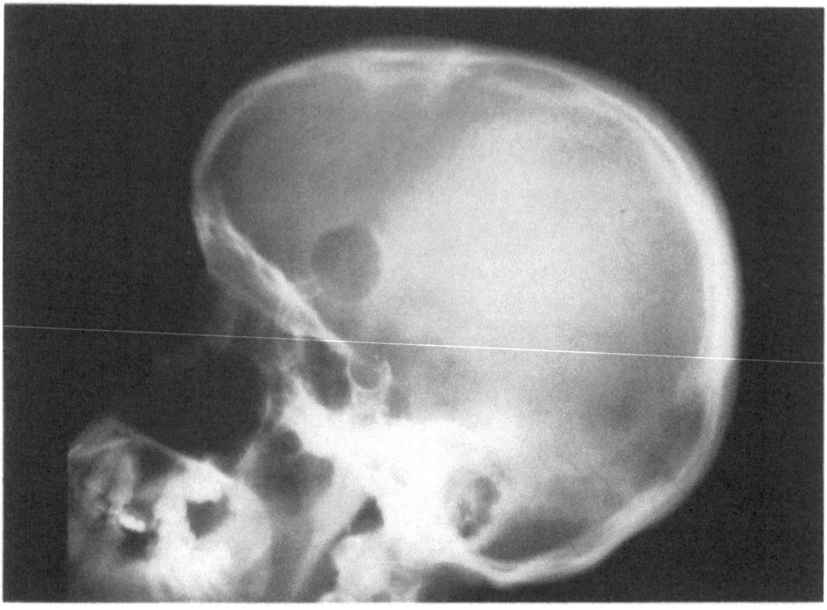

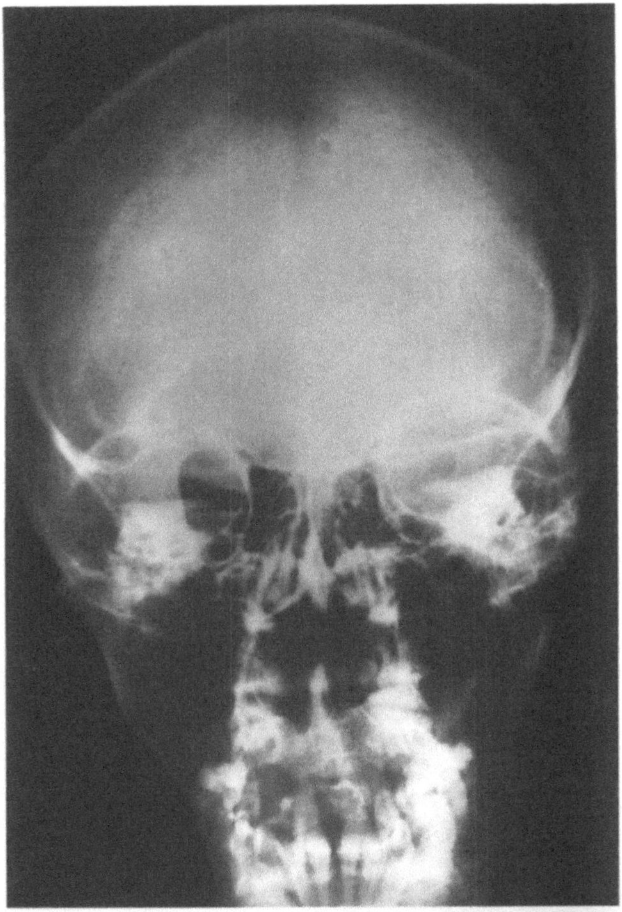

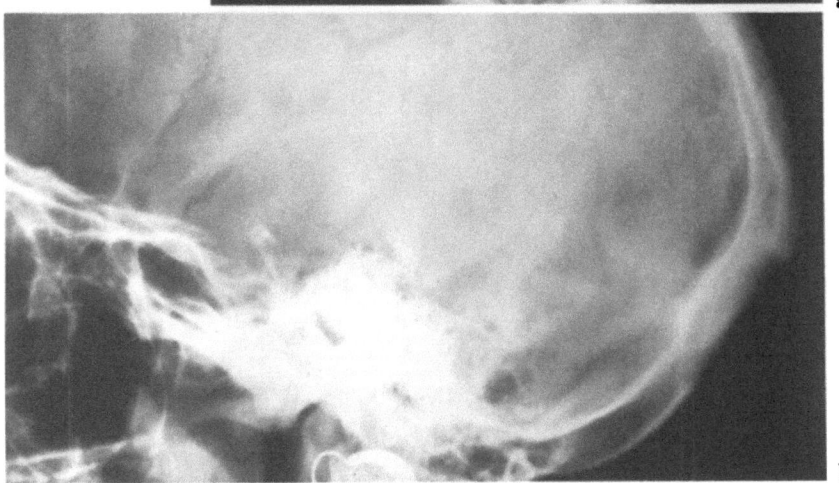

44

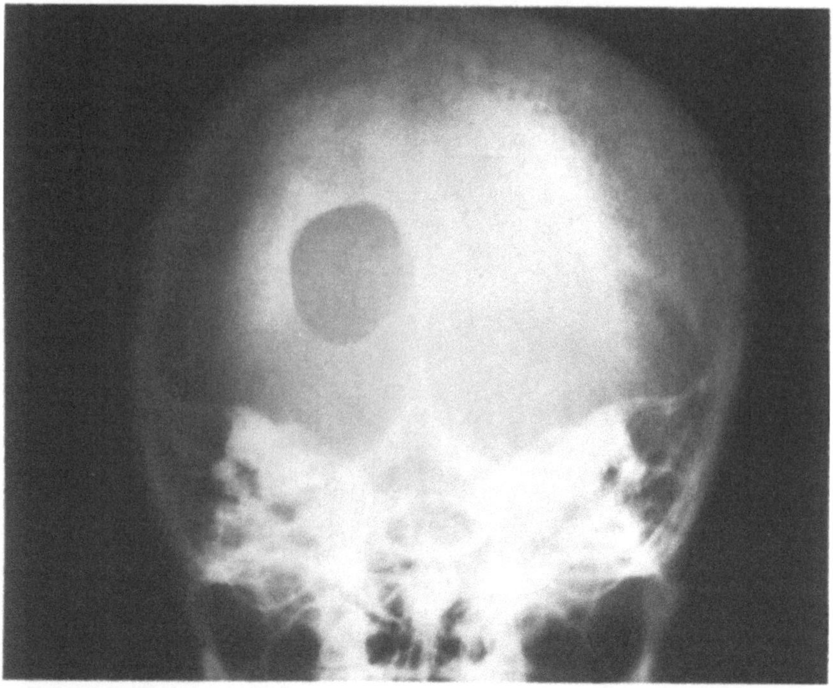

c

45

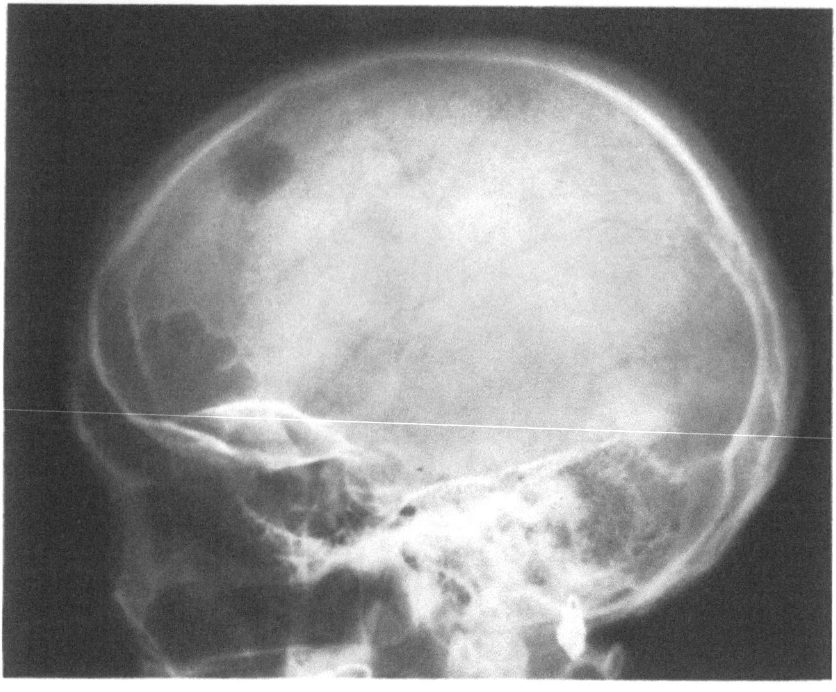

a

36

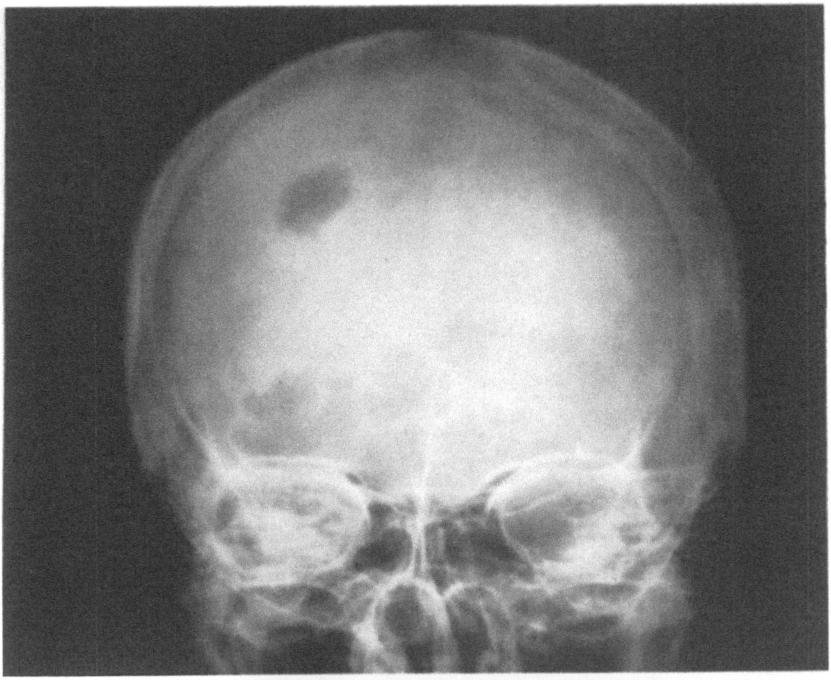

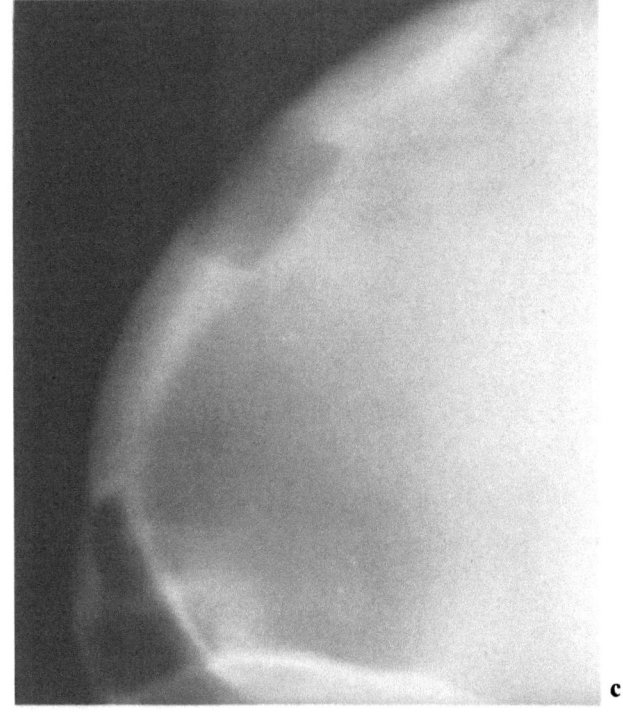

46

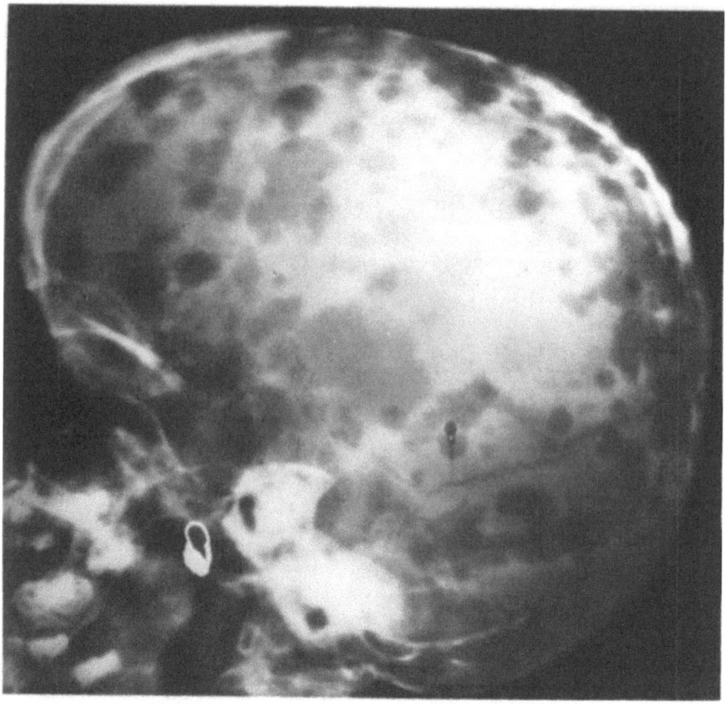

47

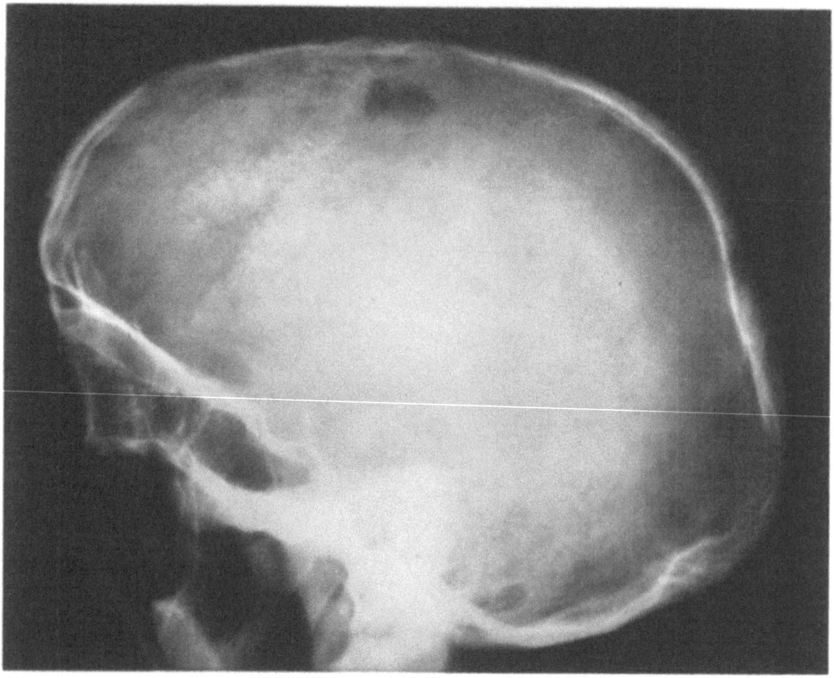

48

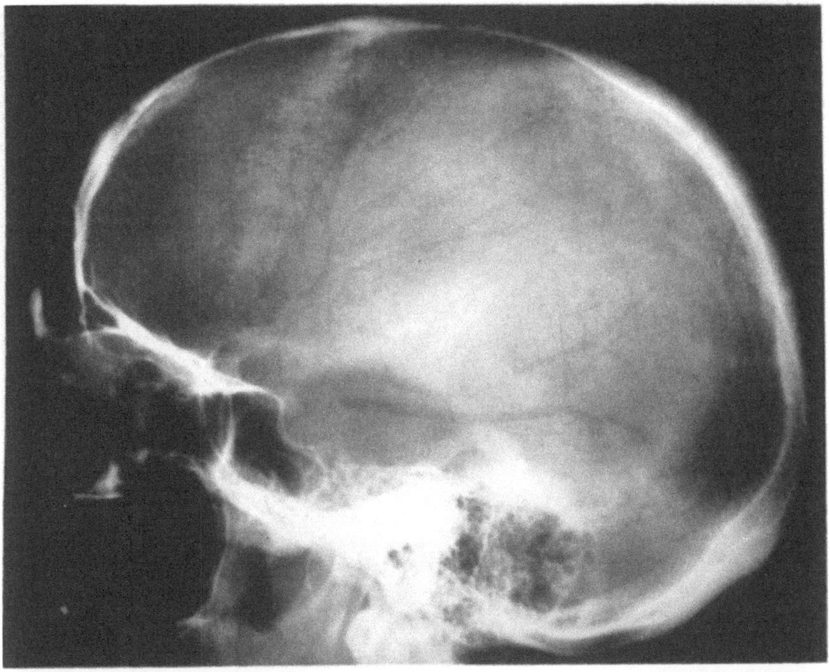

49

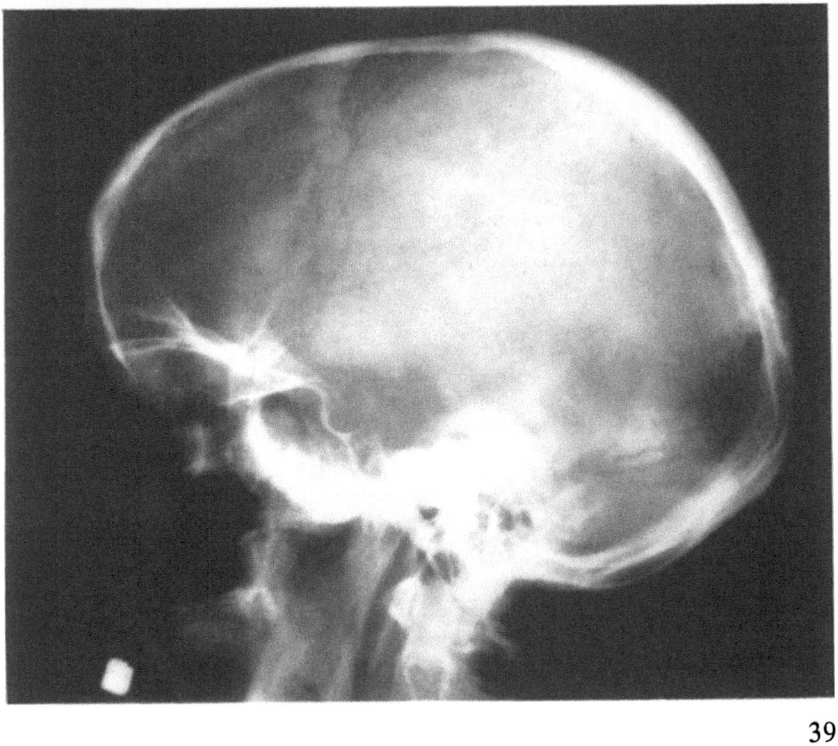

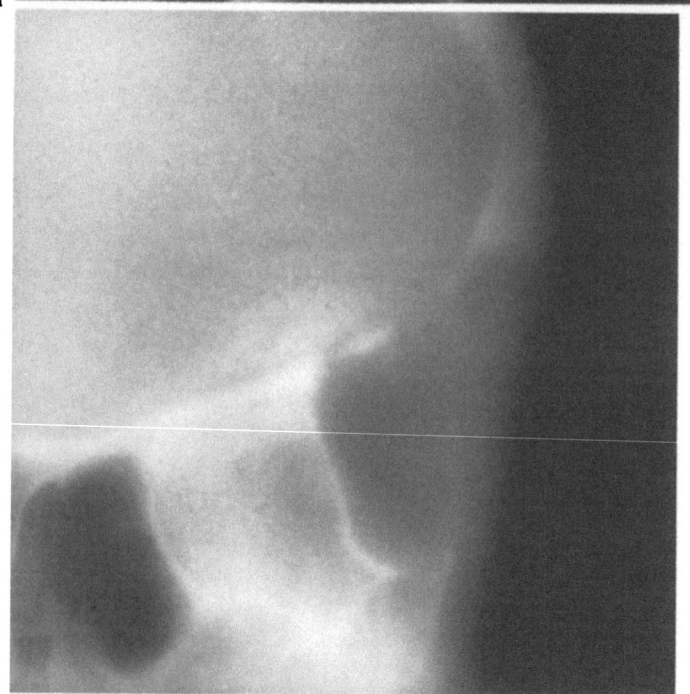

50

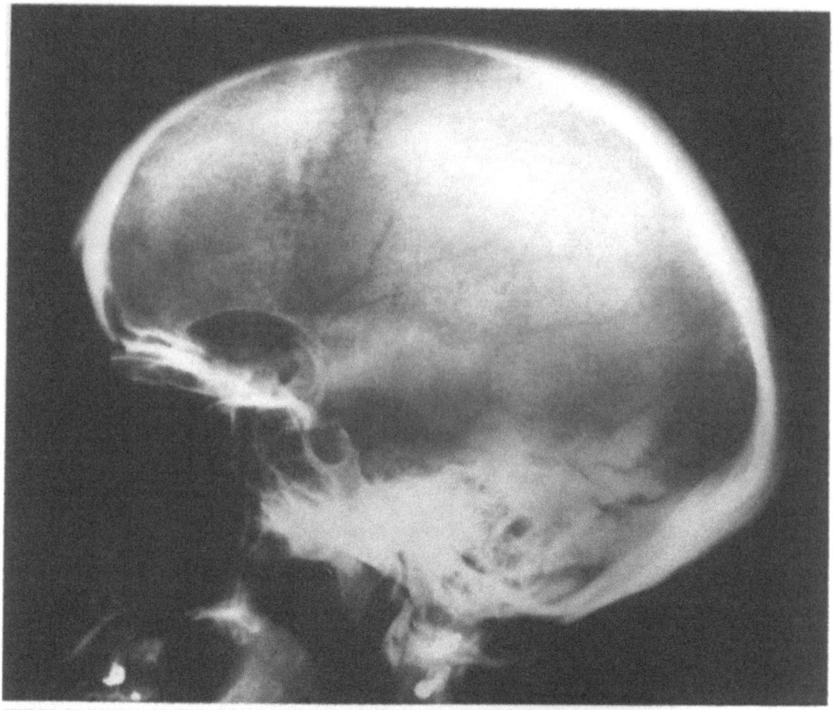

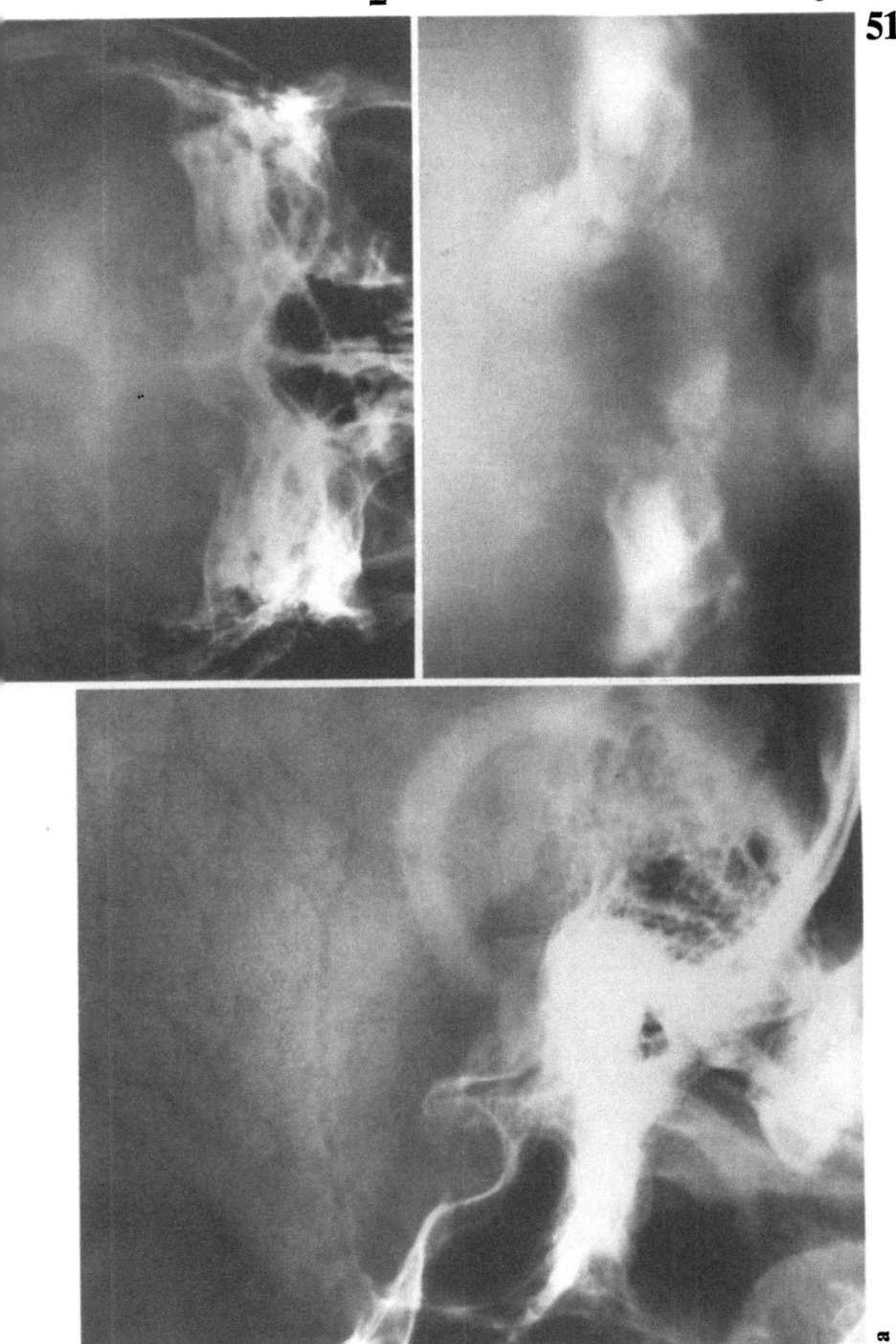

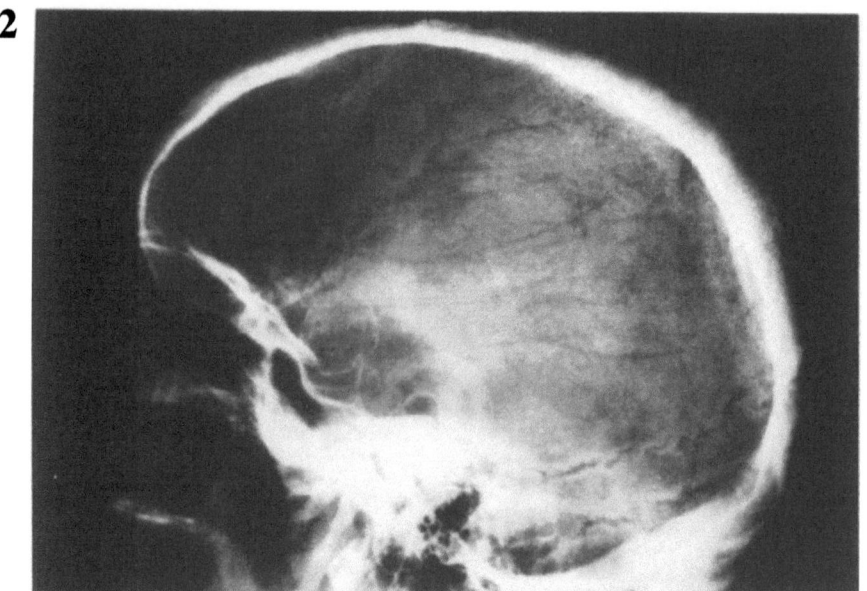

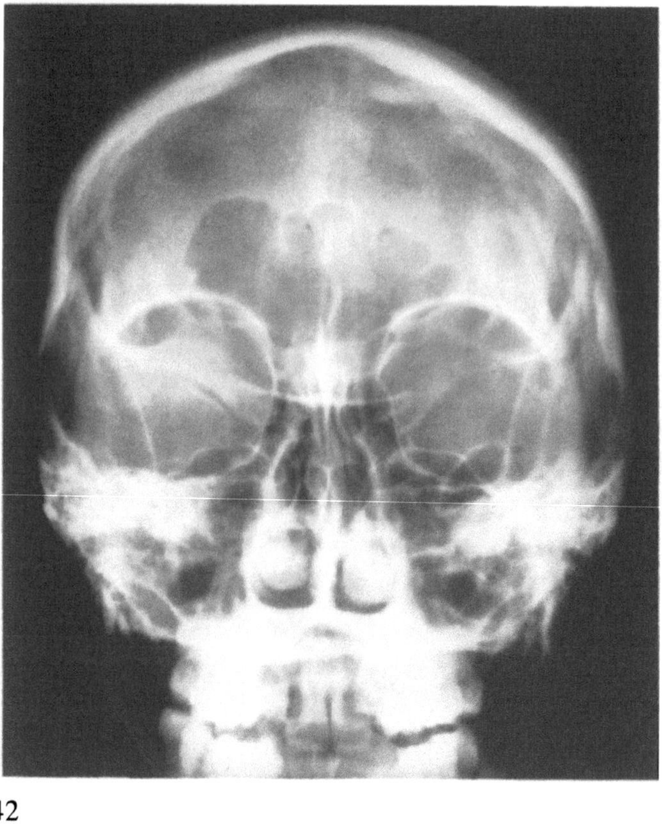

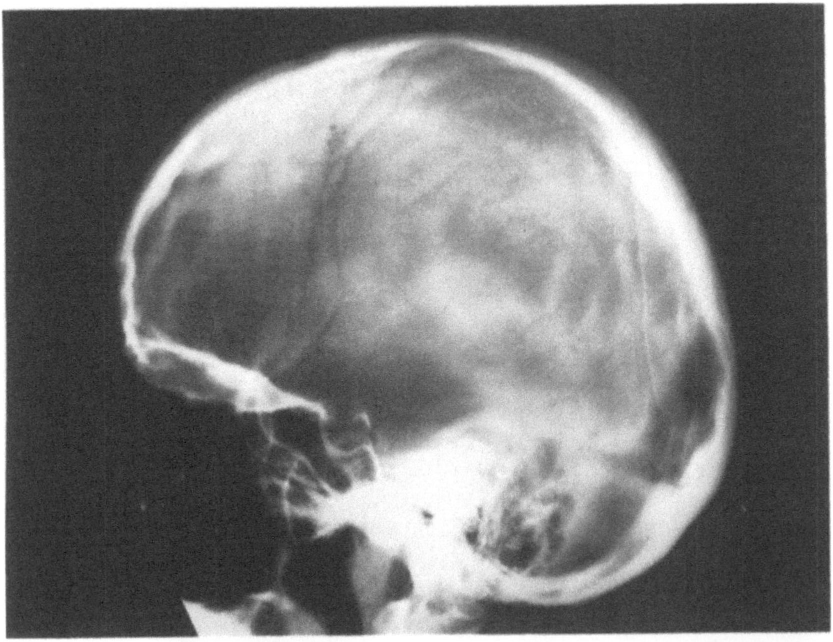

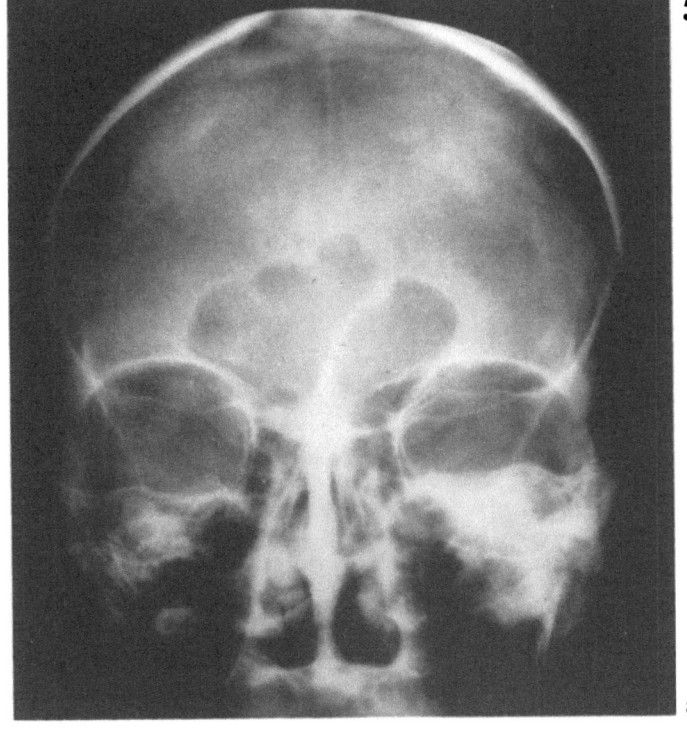

54

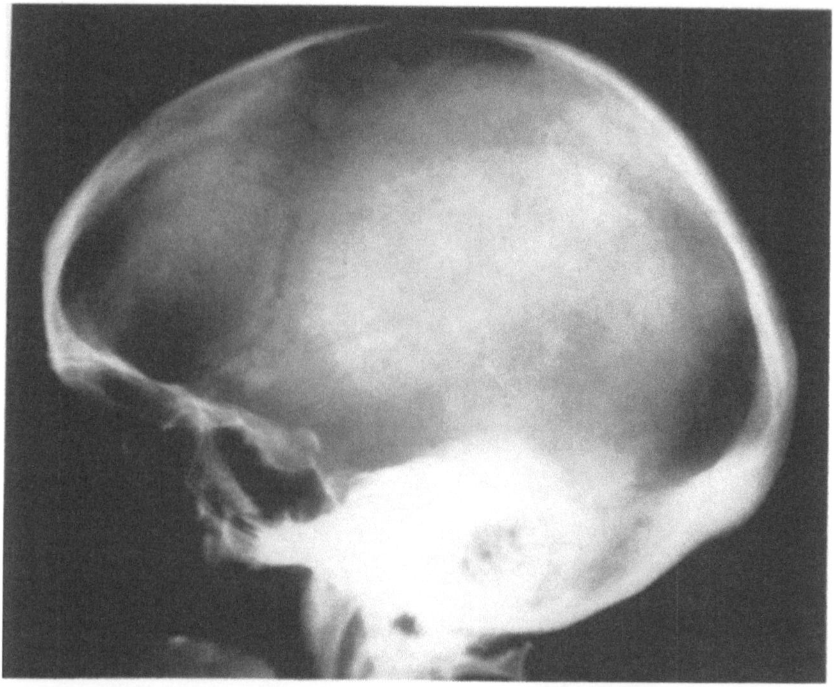

55

44

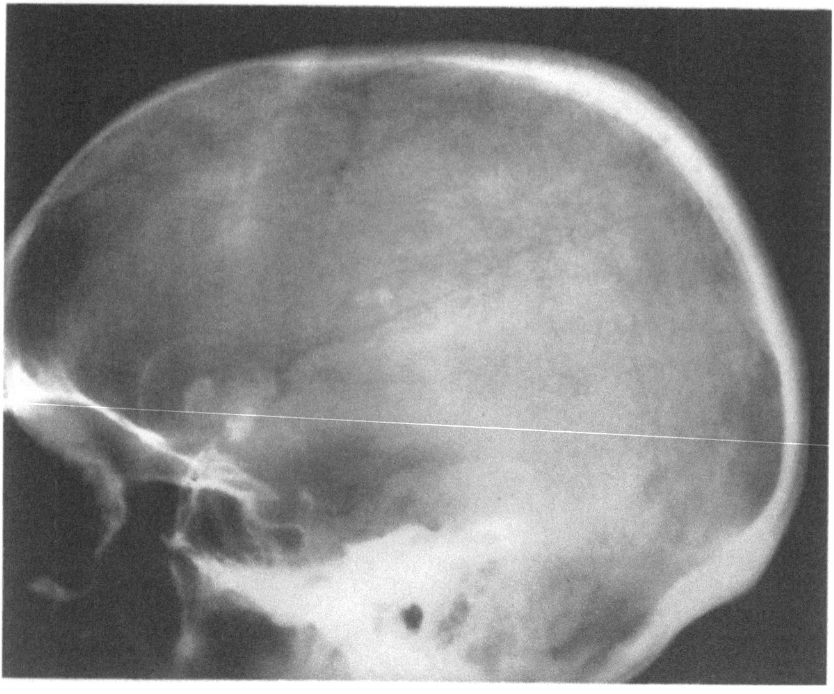

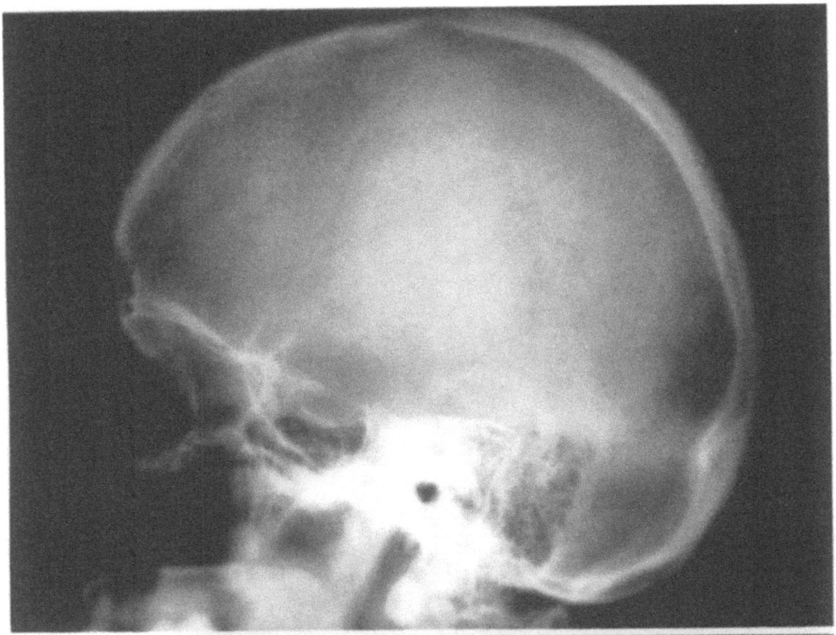

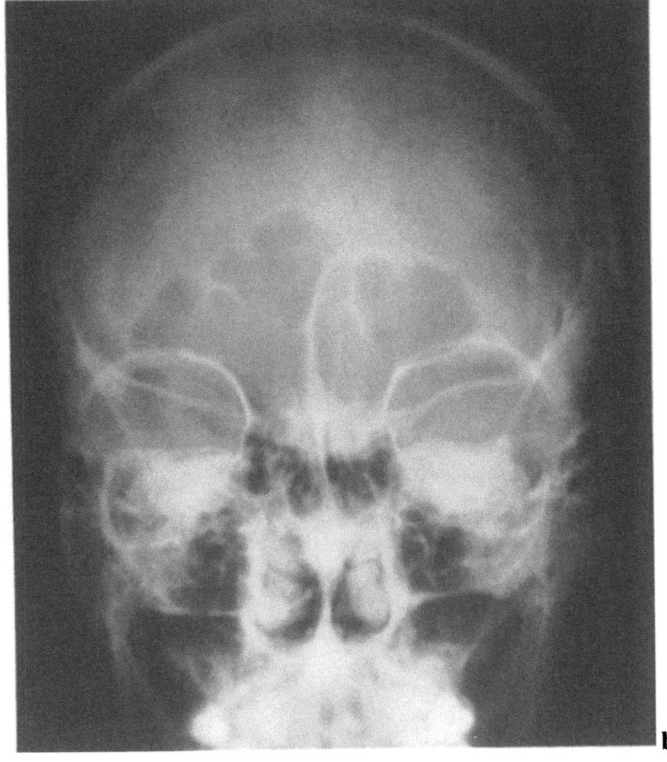

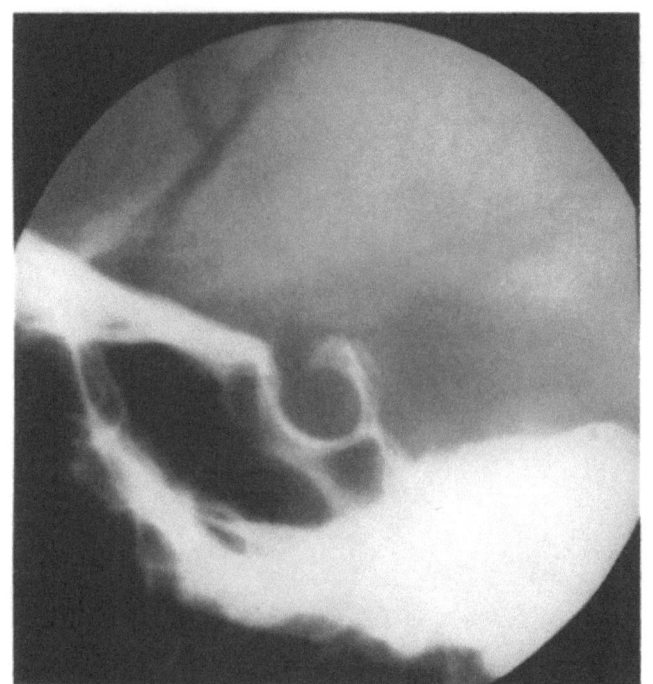

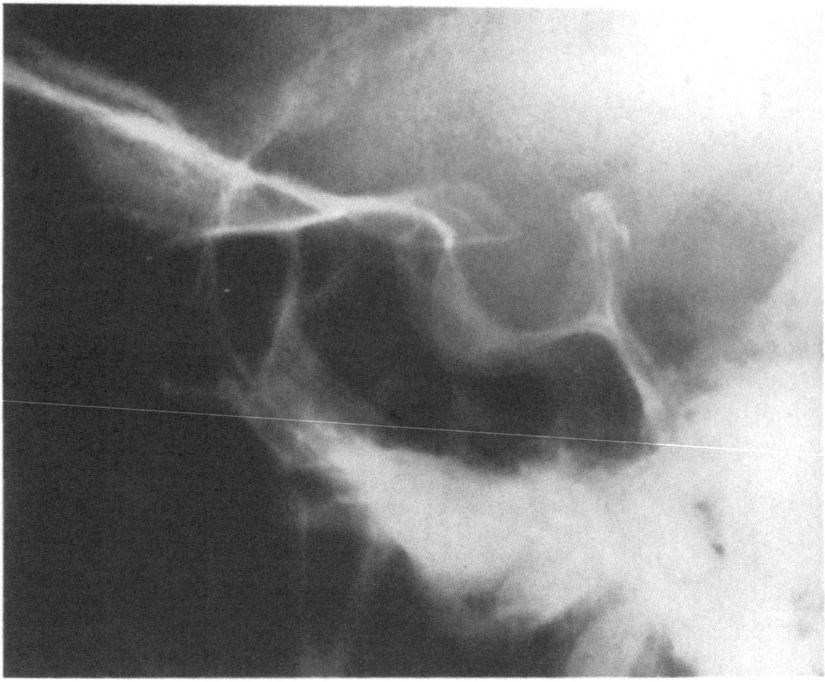

47

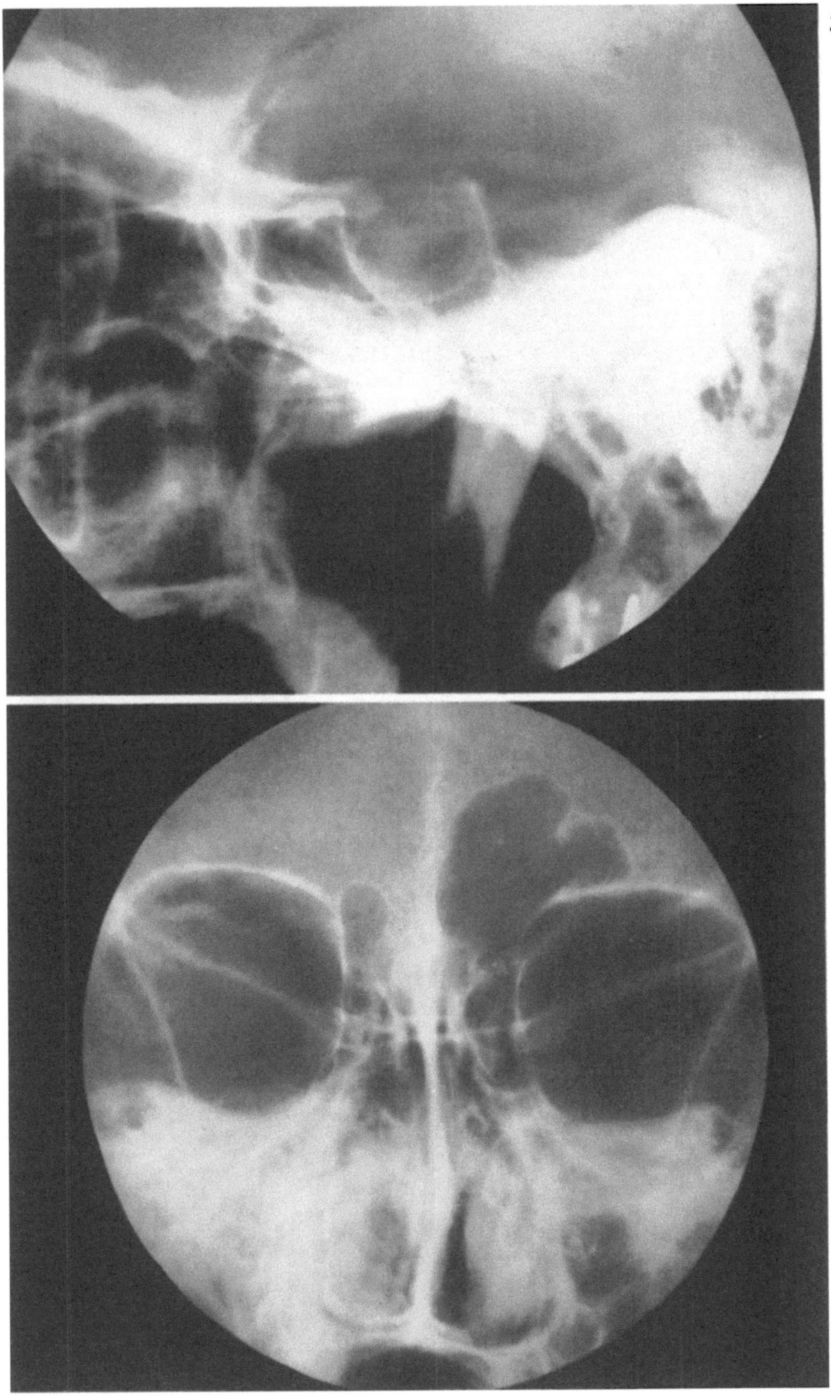

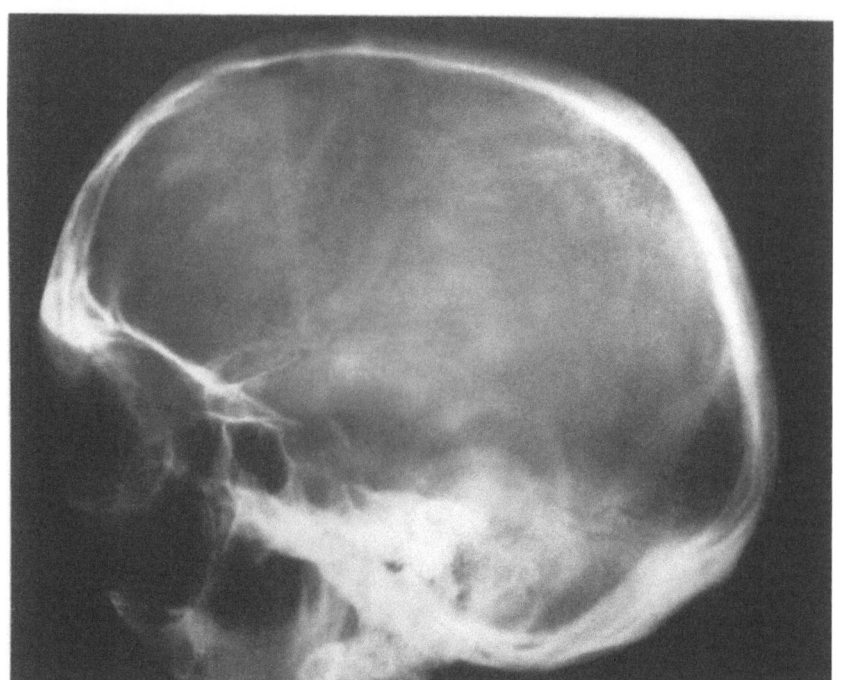

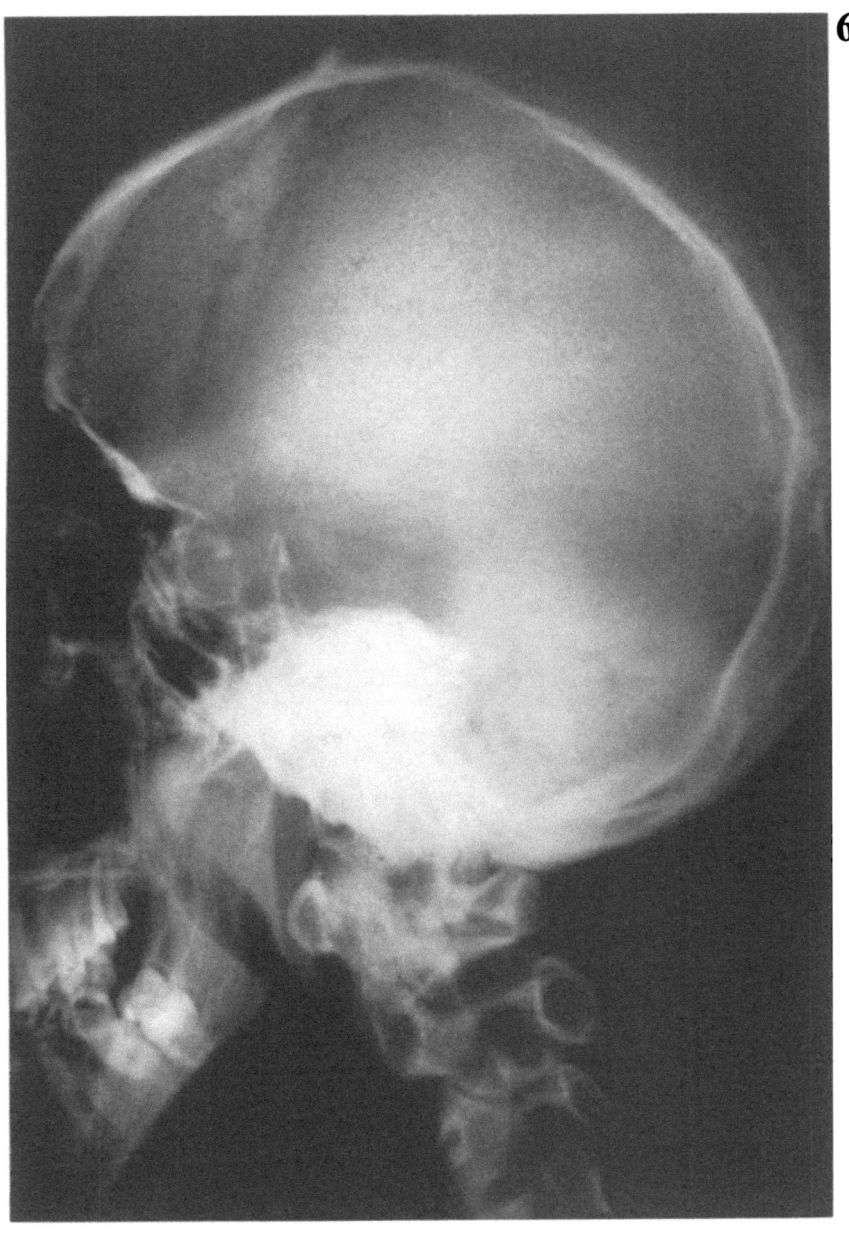

62

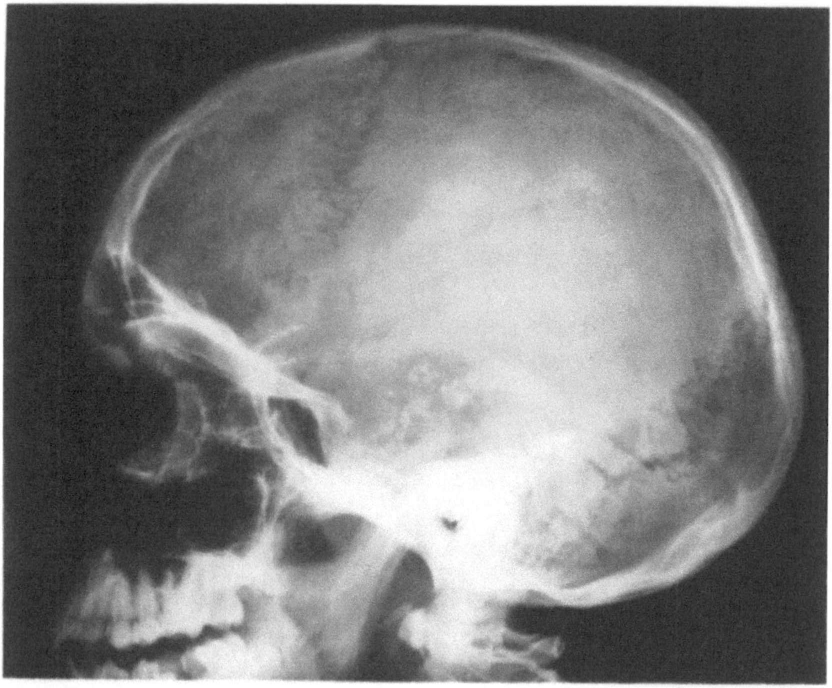

63

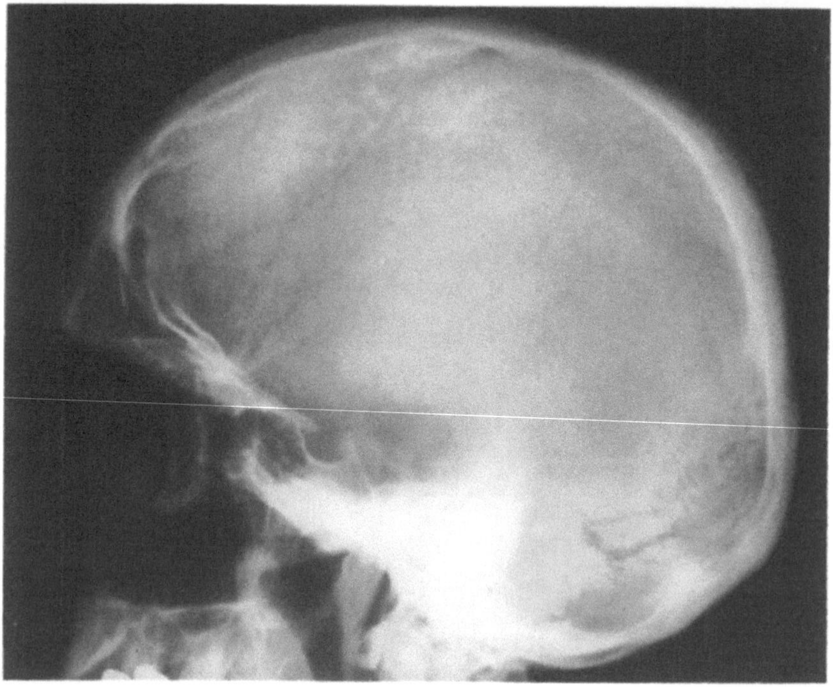

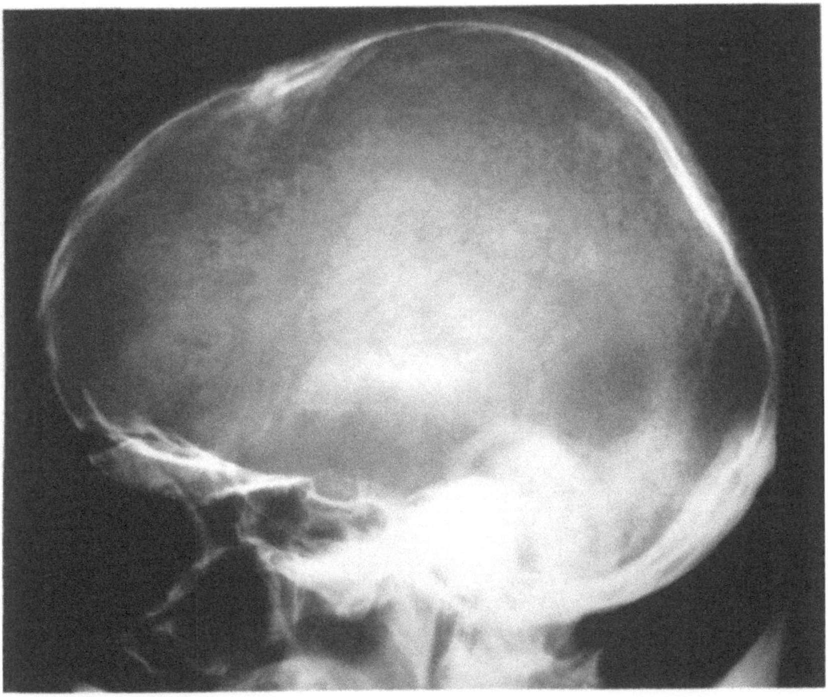

64

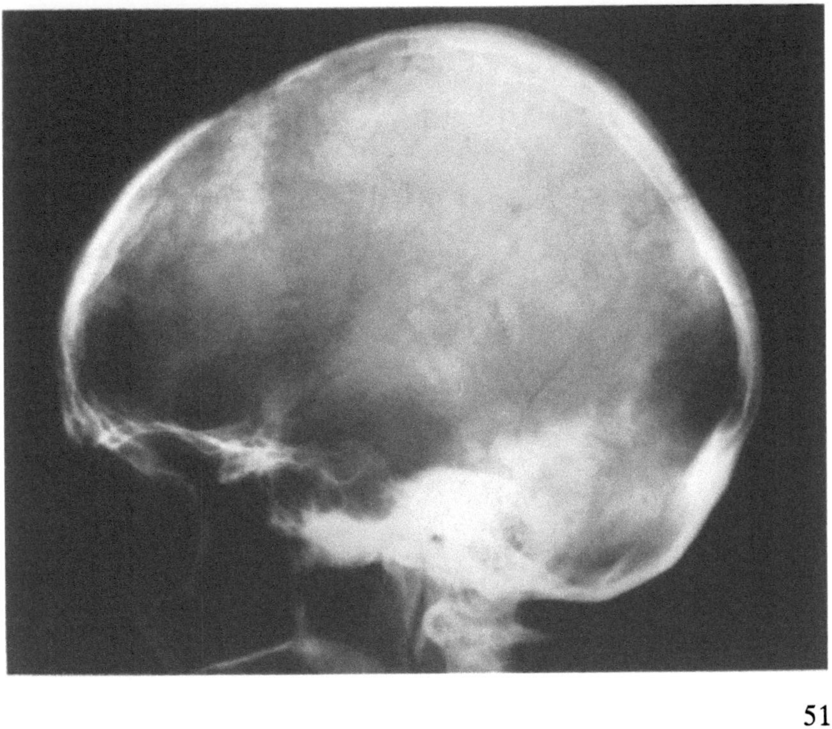

65

51

66

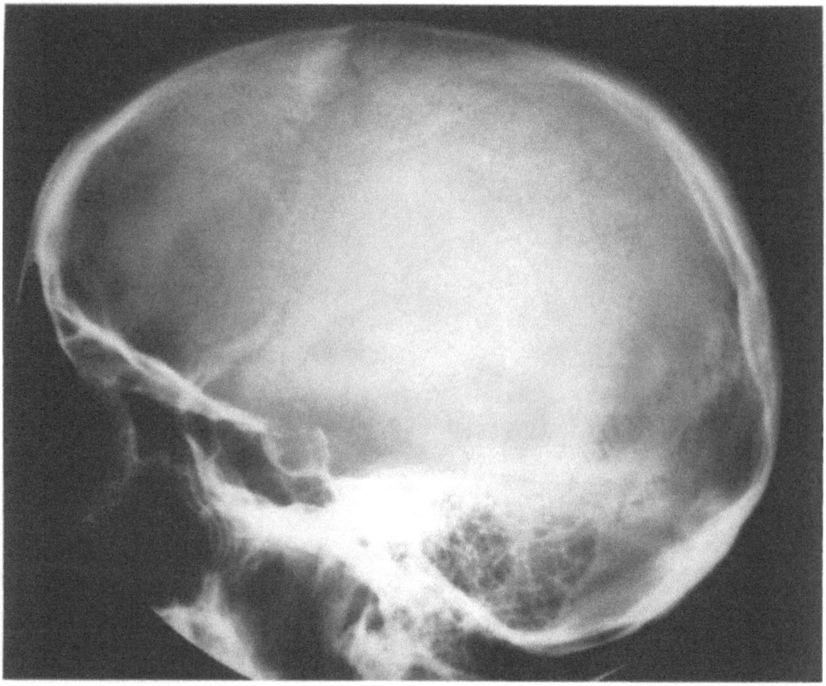

67

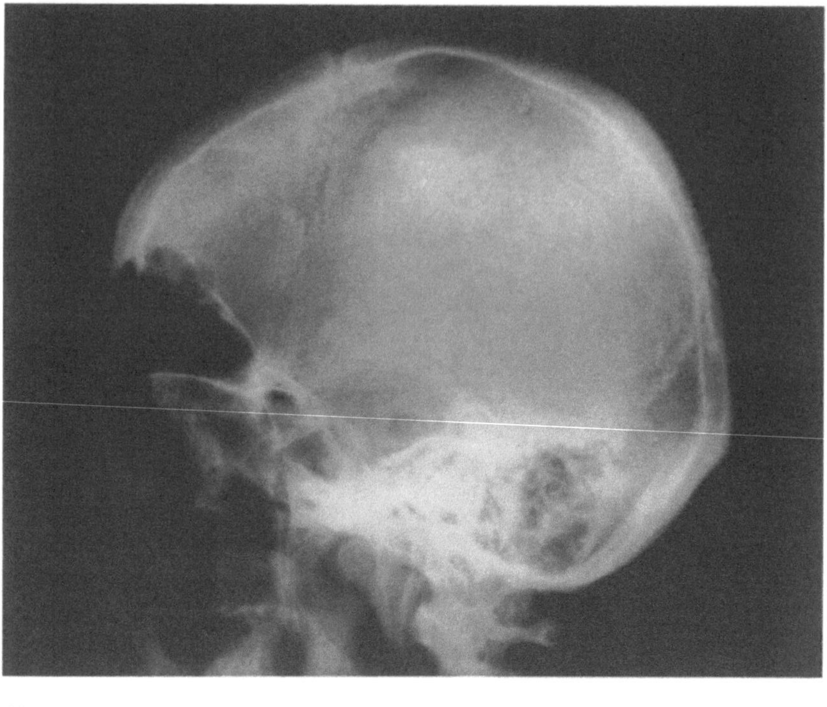

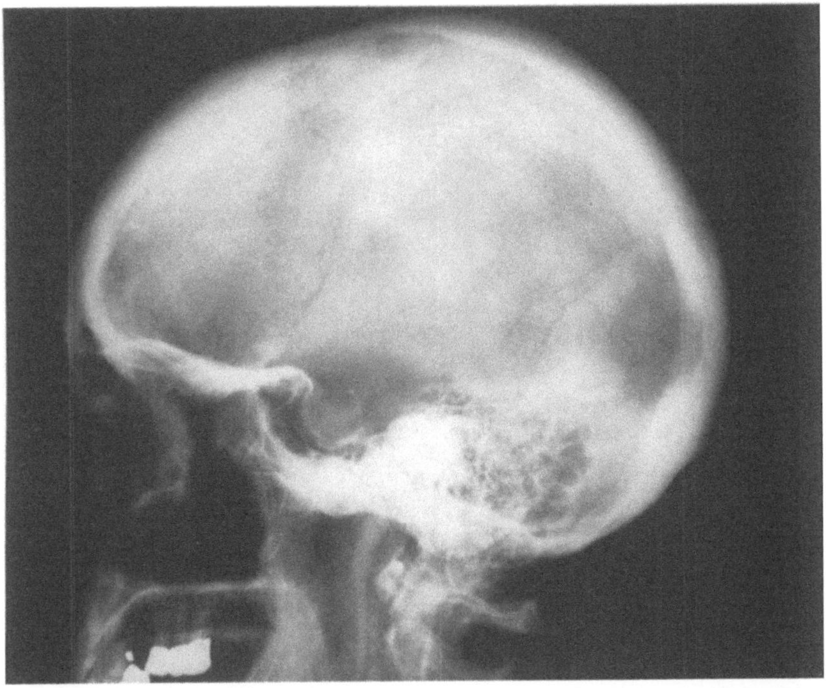

68

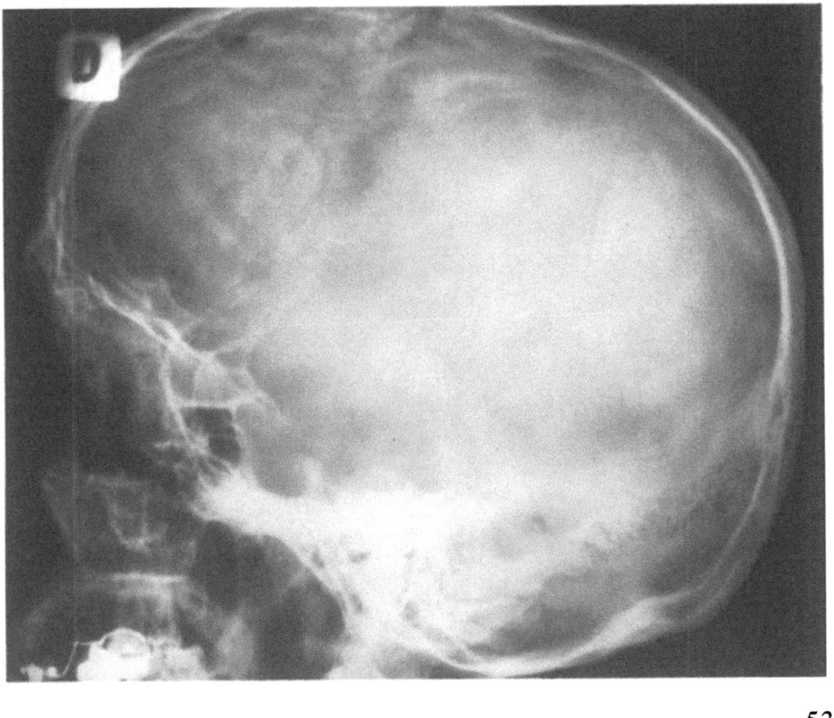

69

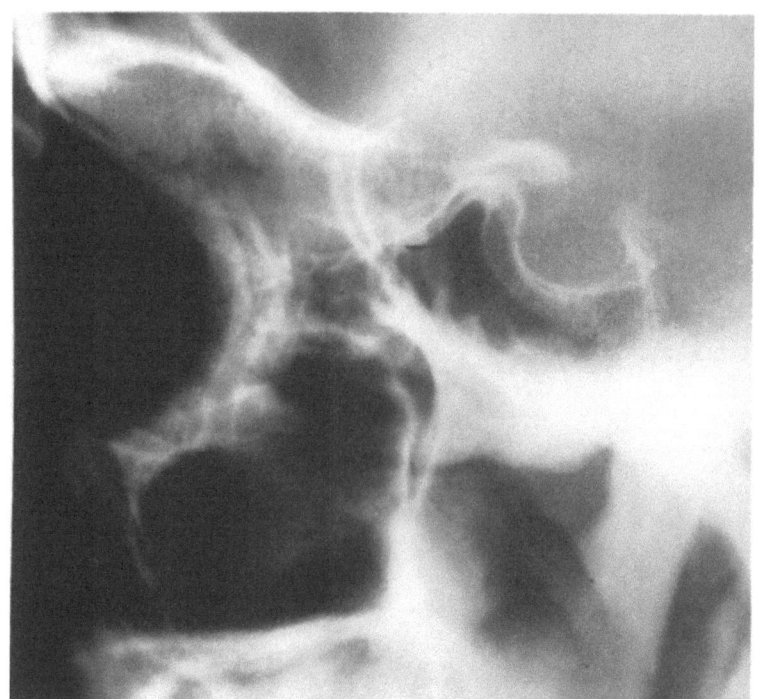

71

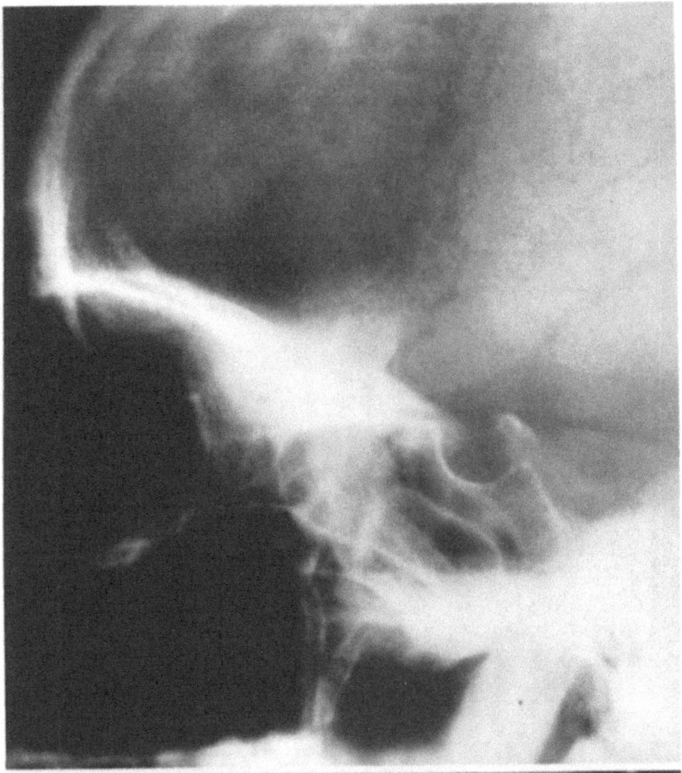

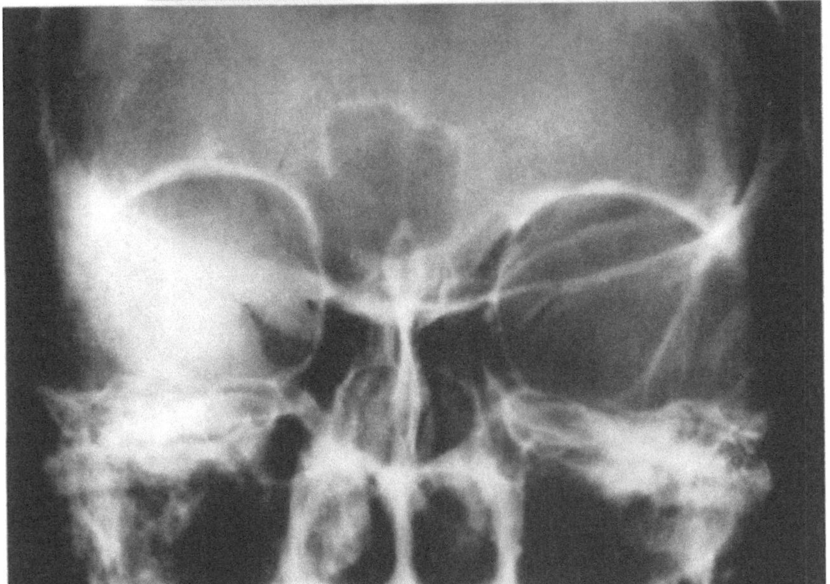

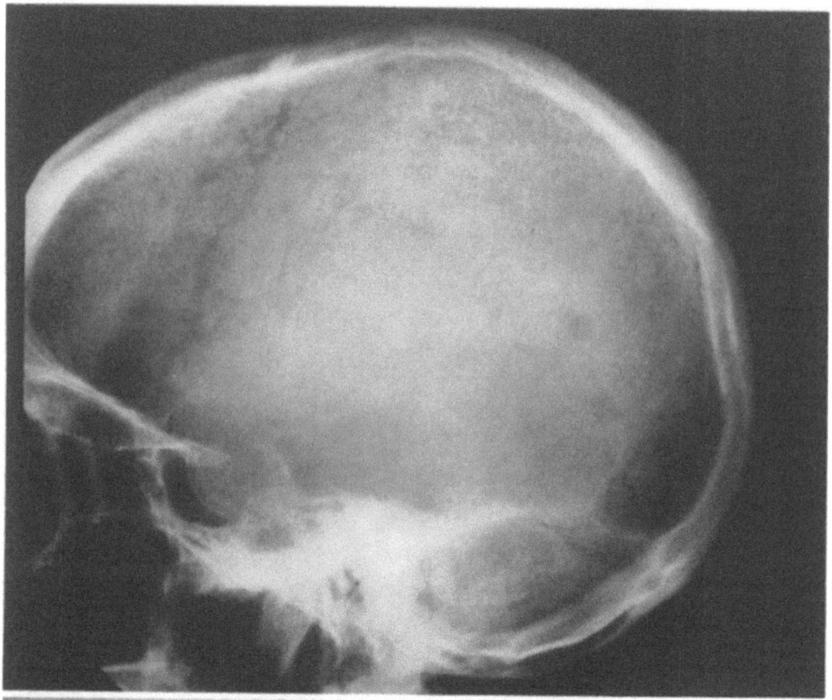

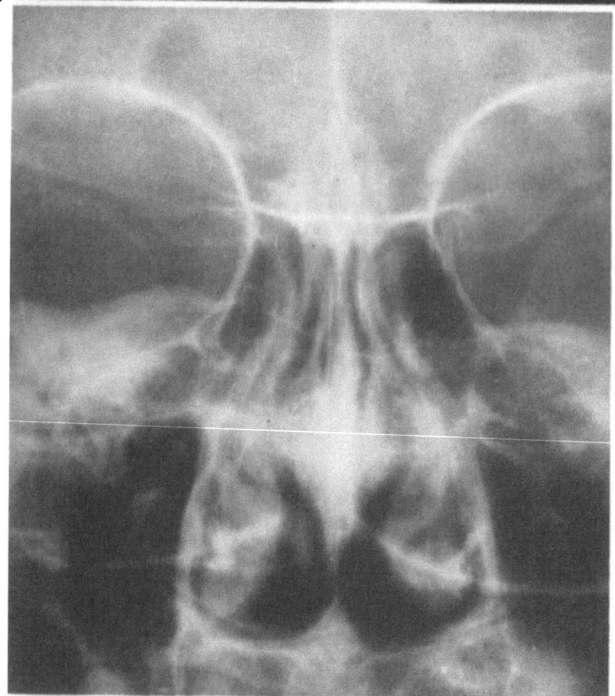

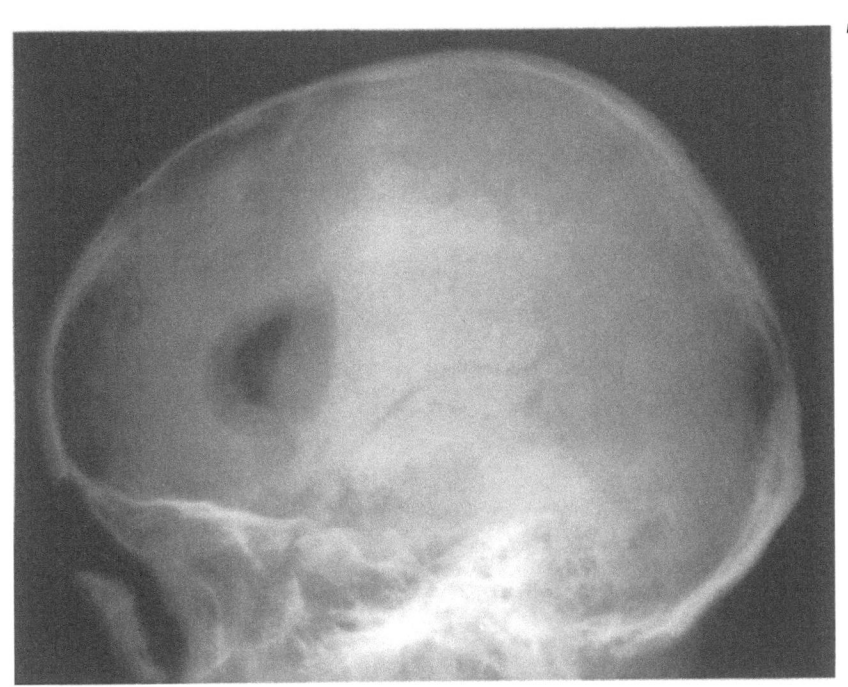

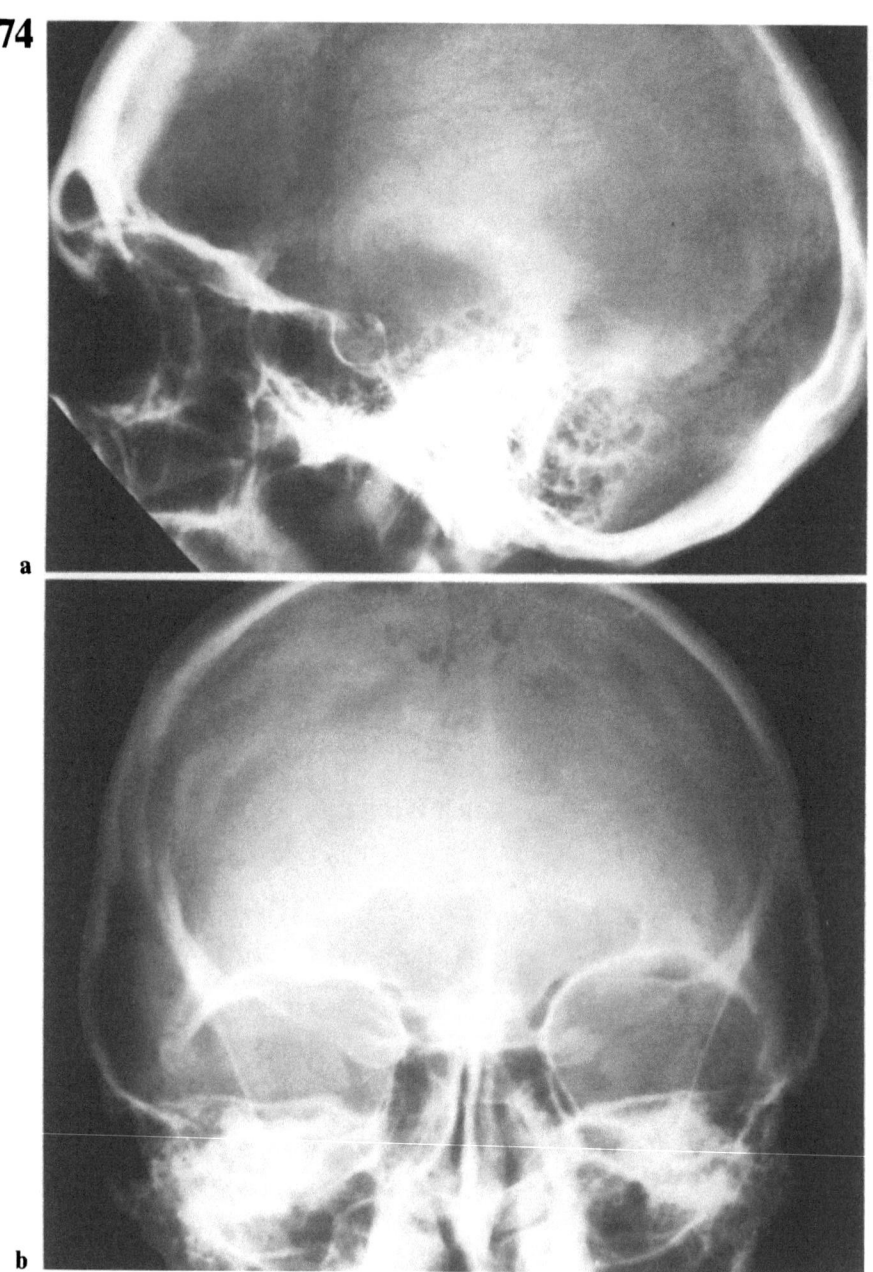

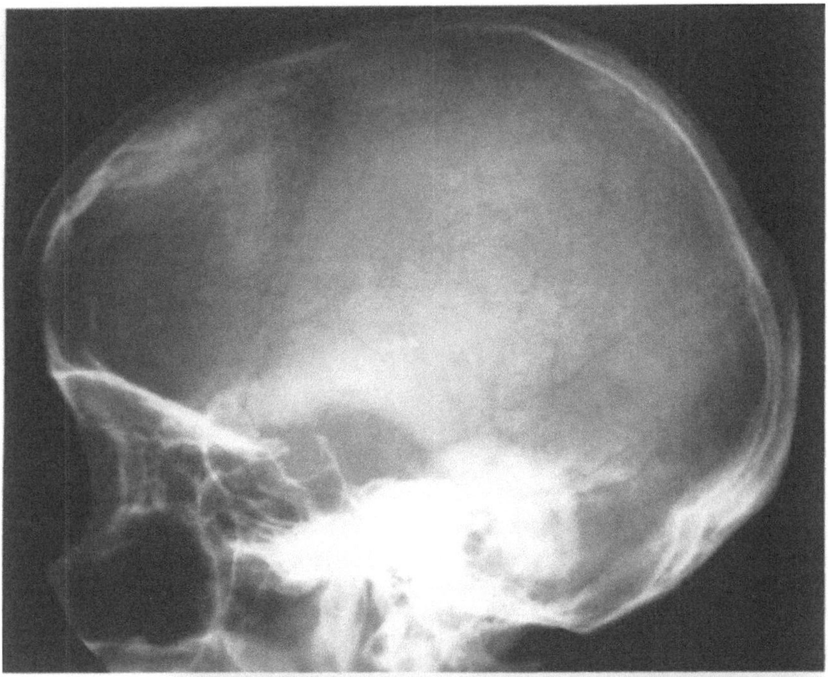

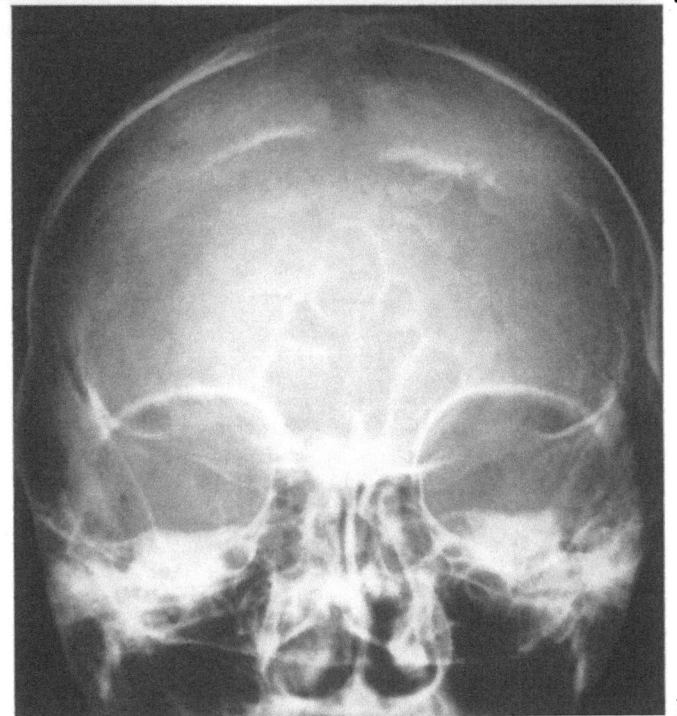

76

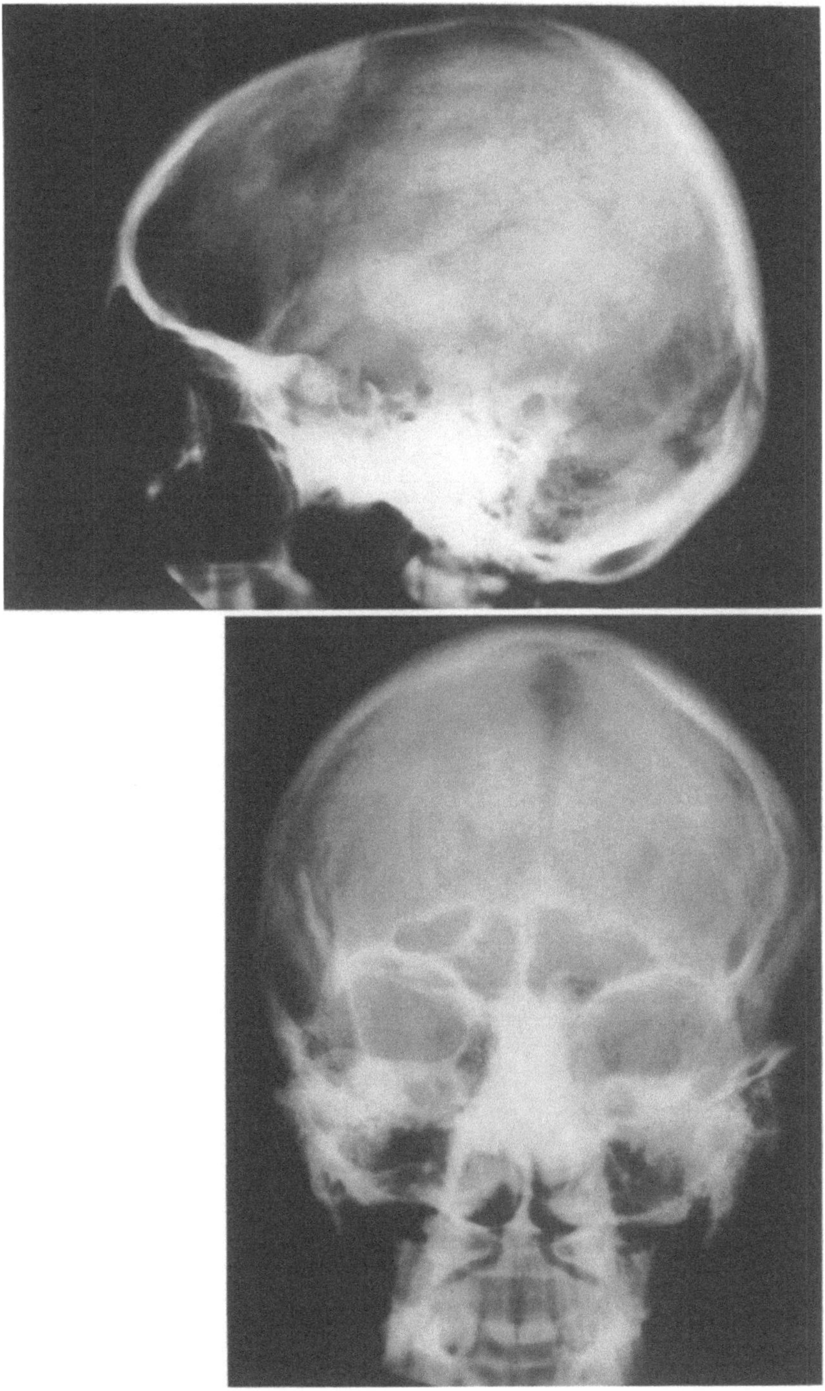

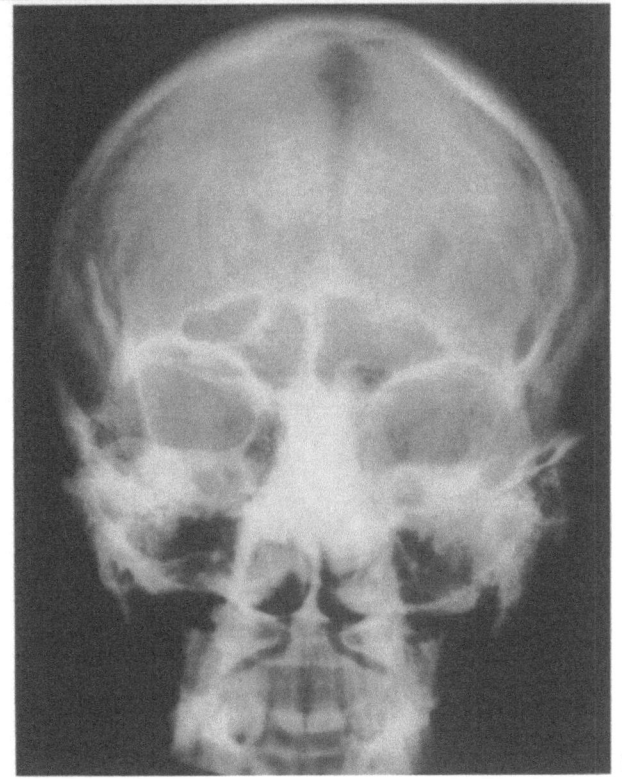

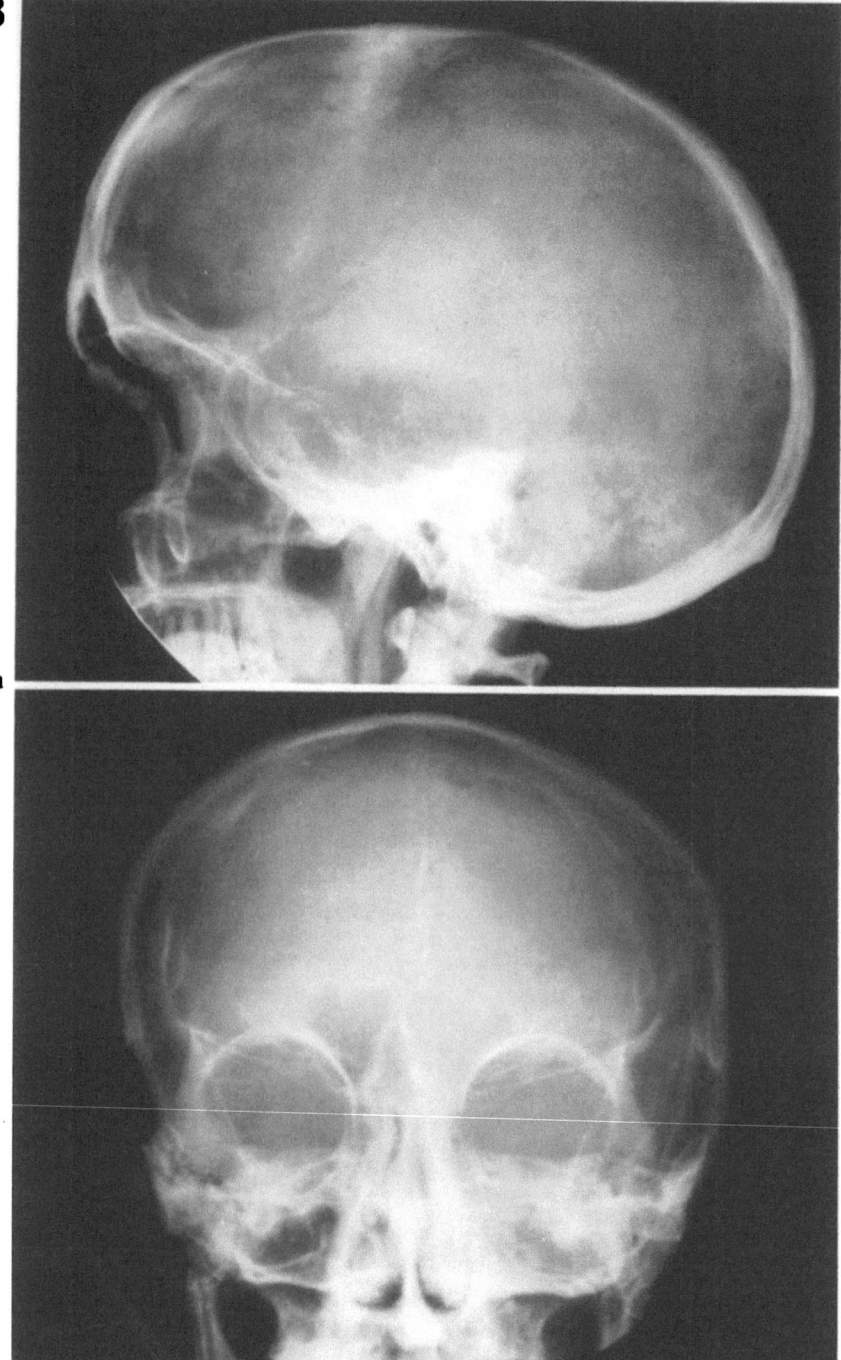

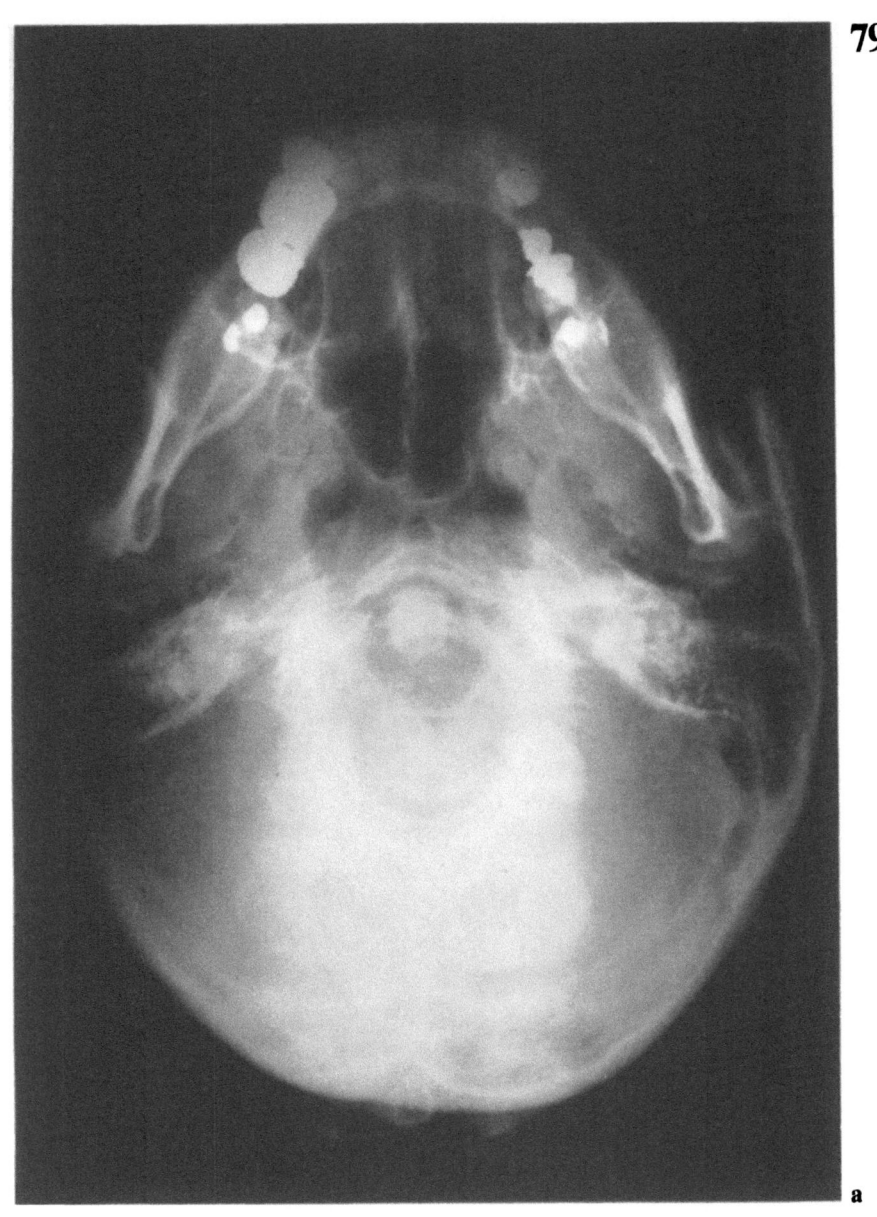

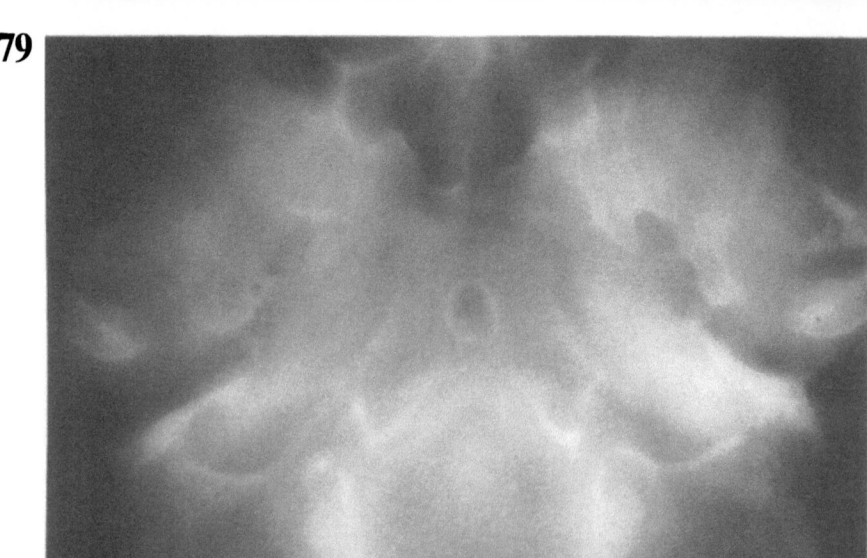
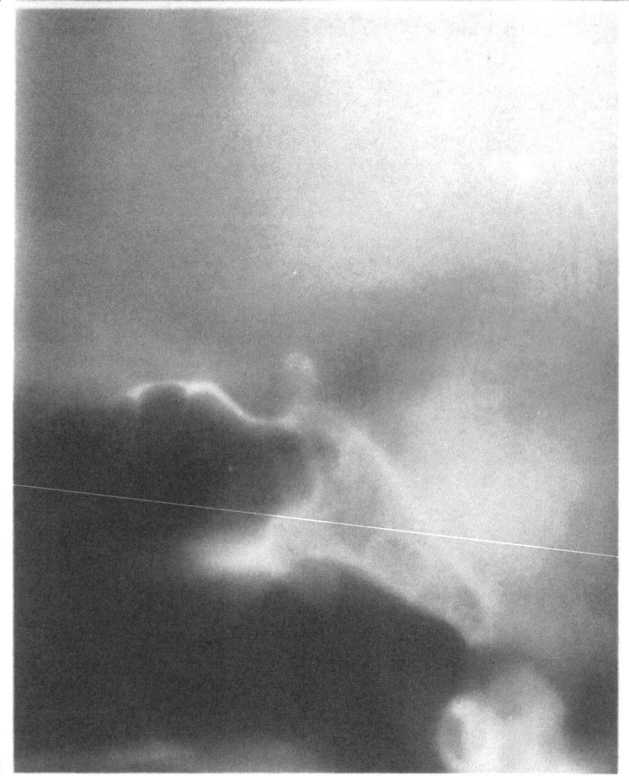

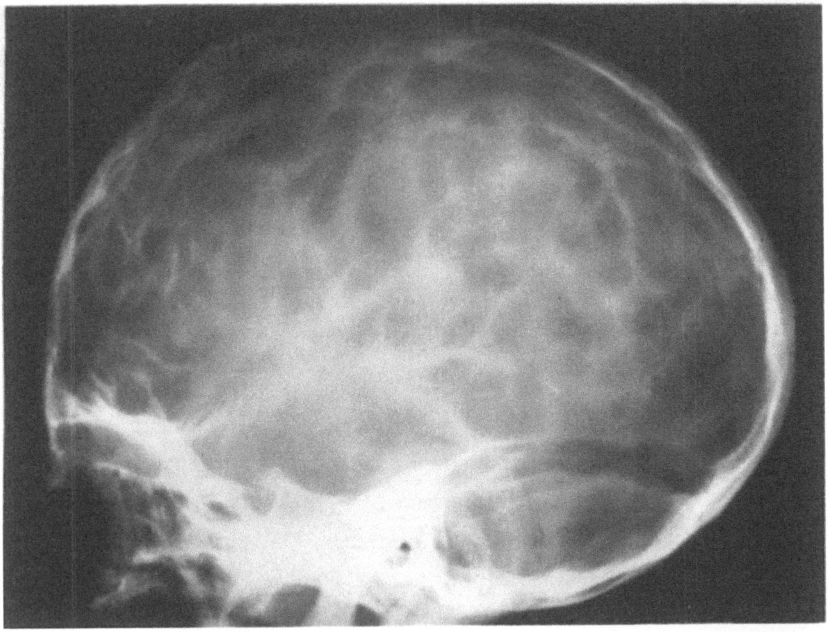

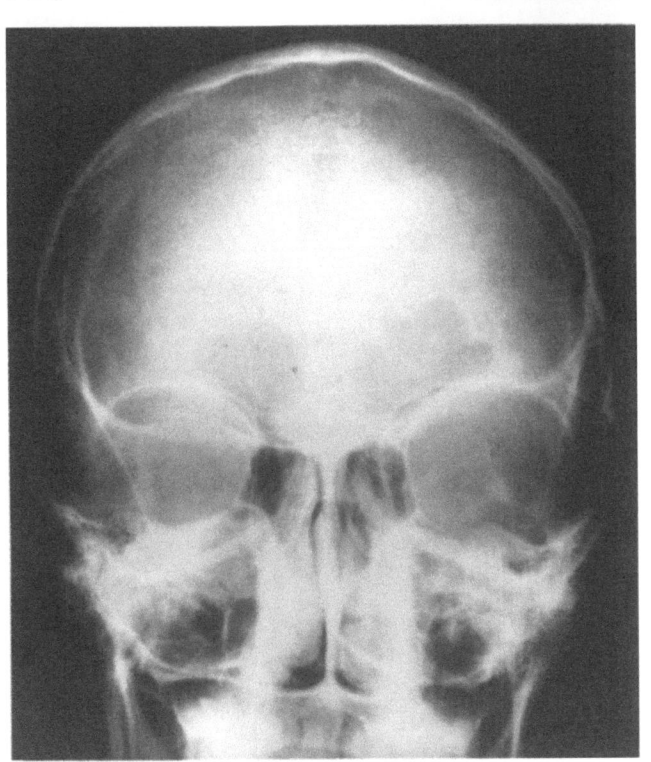

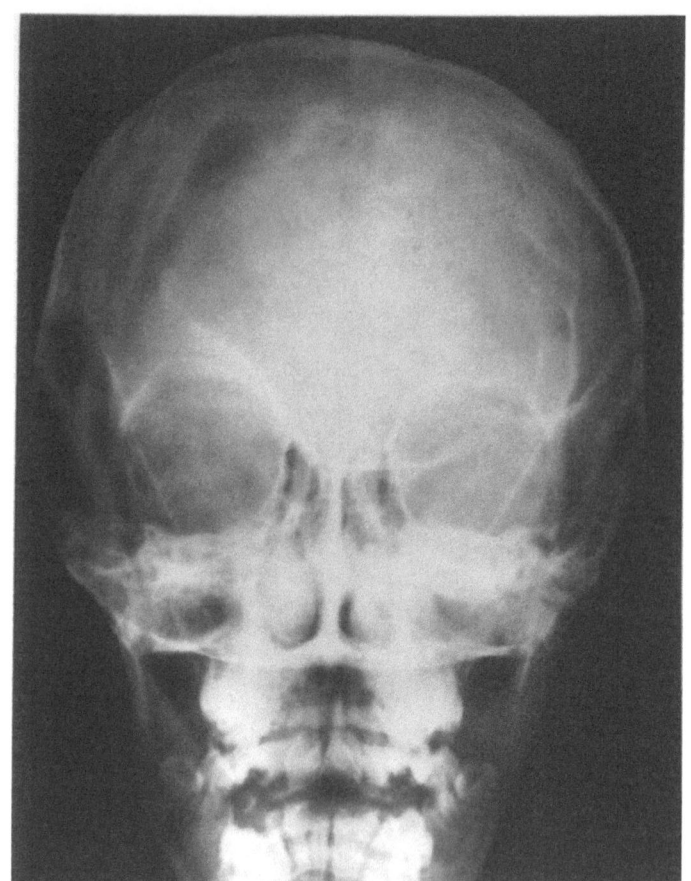

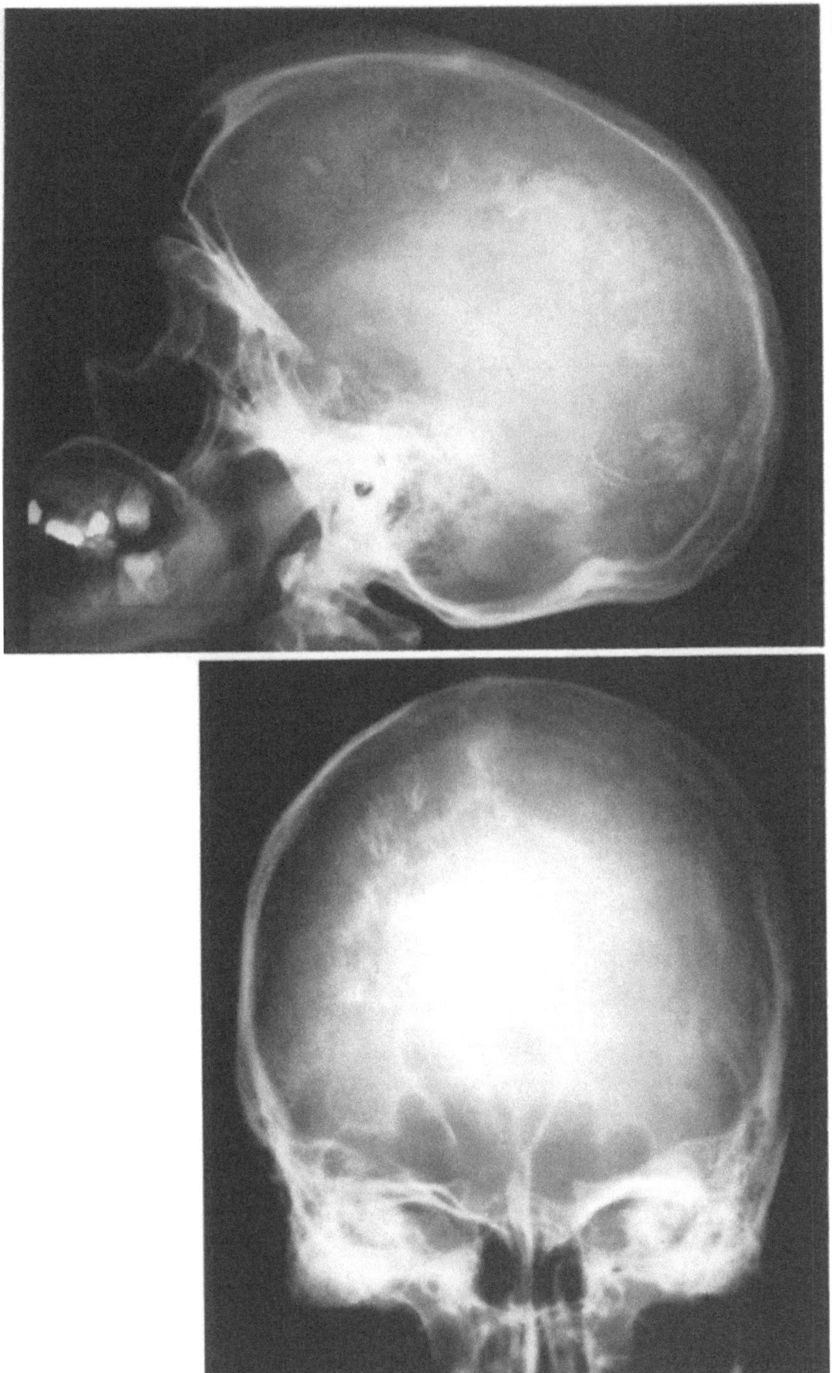

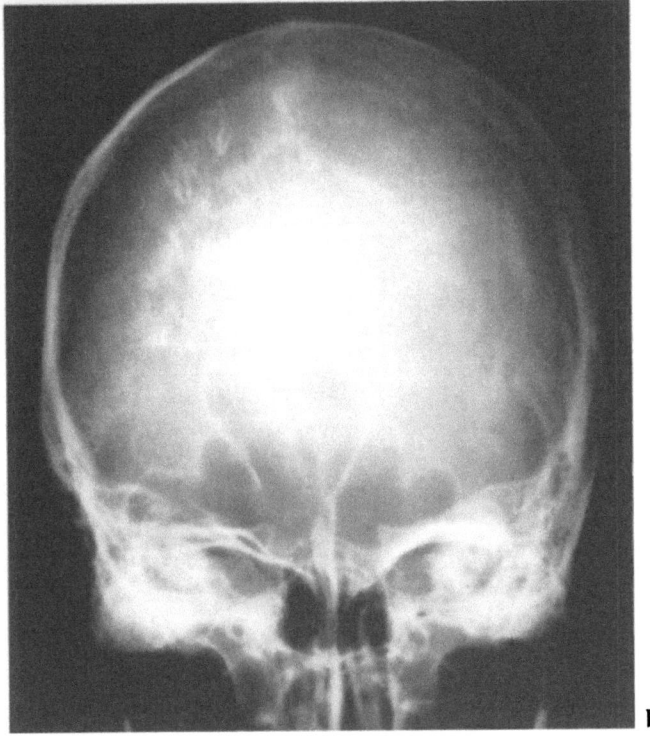

84

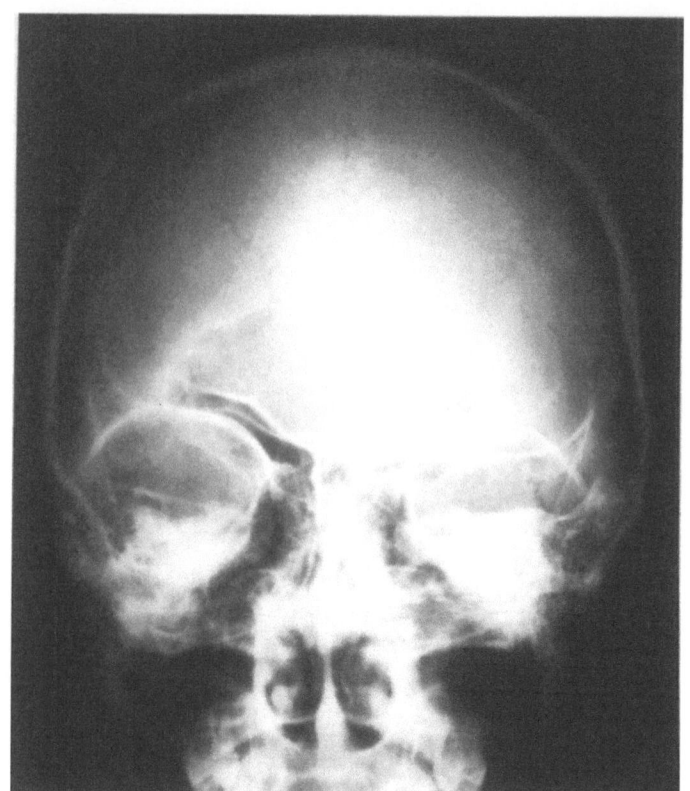

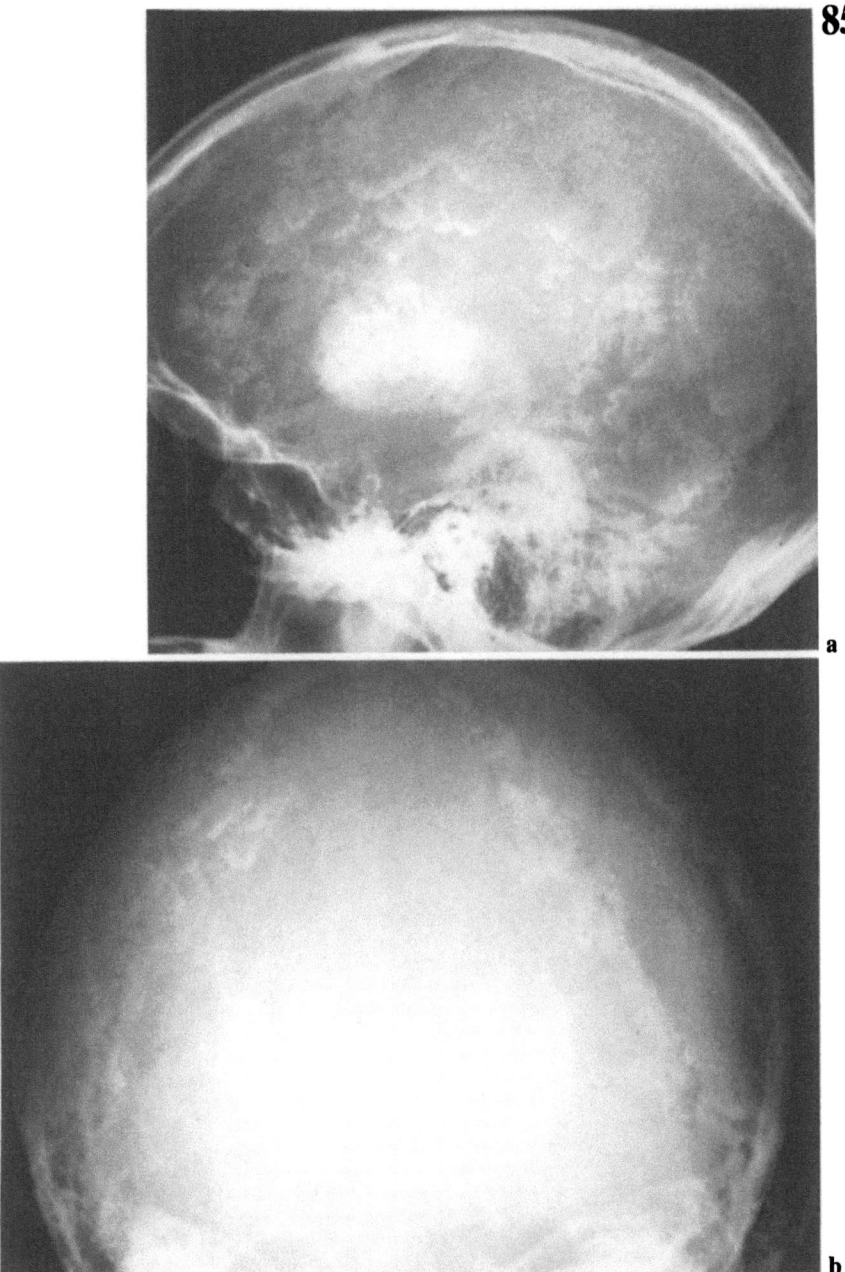

86

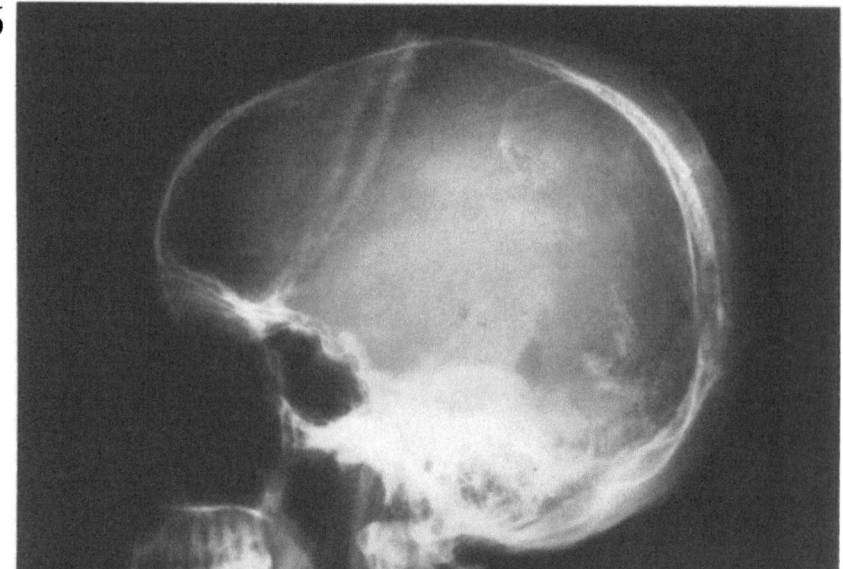

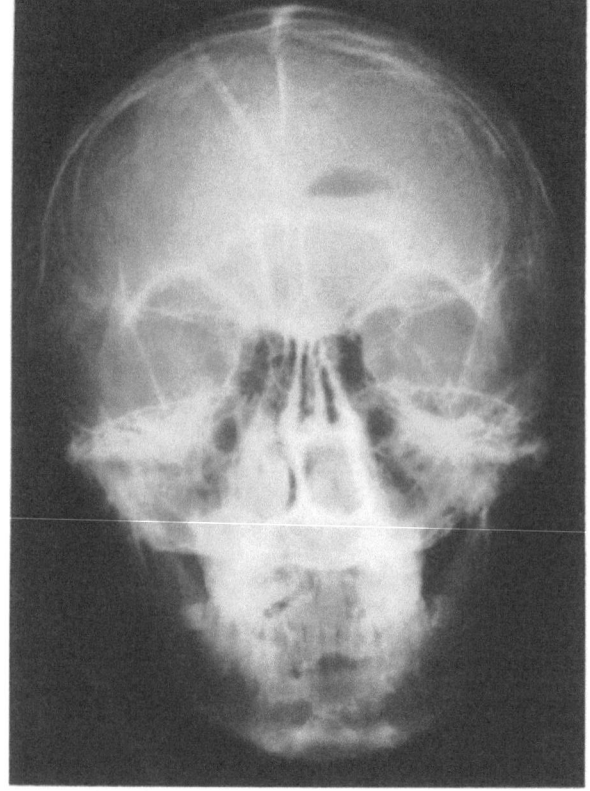

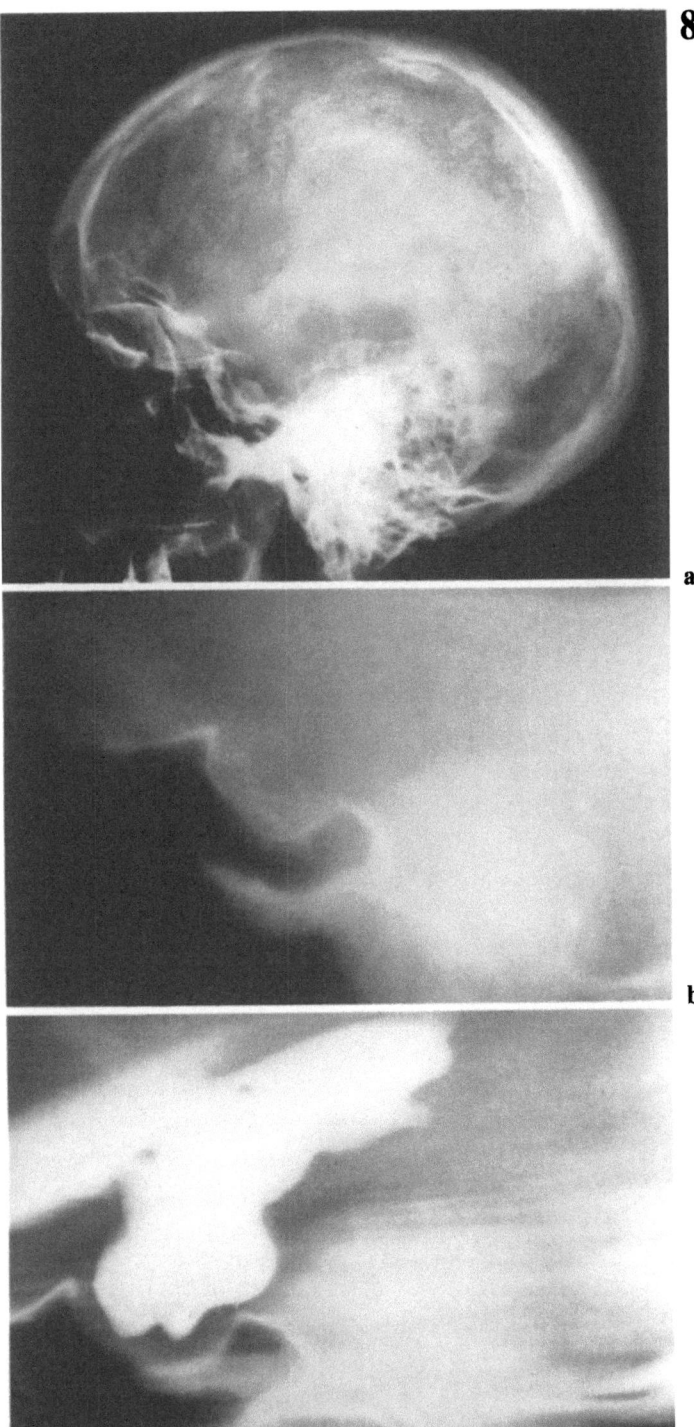

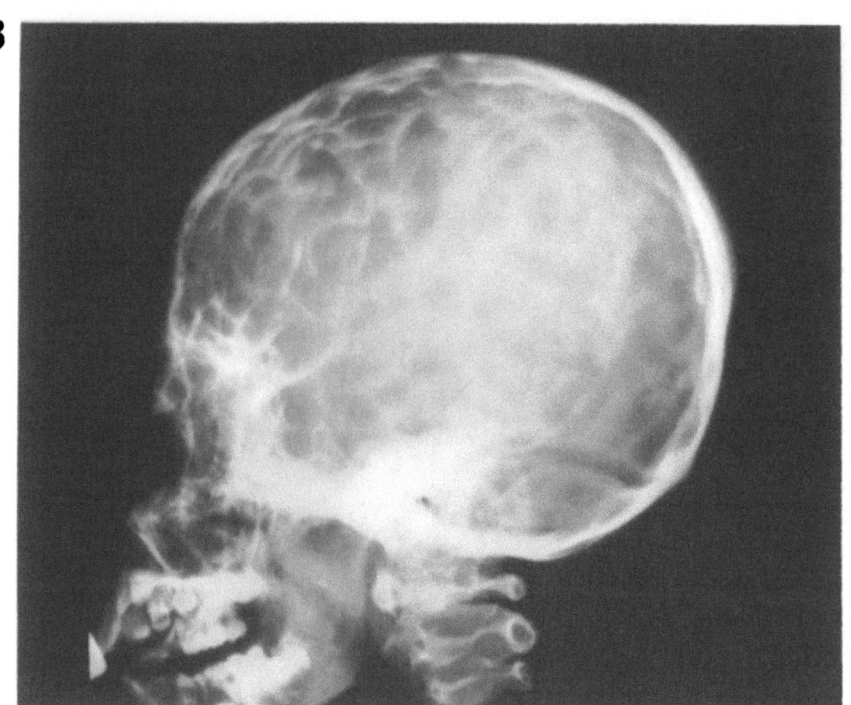

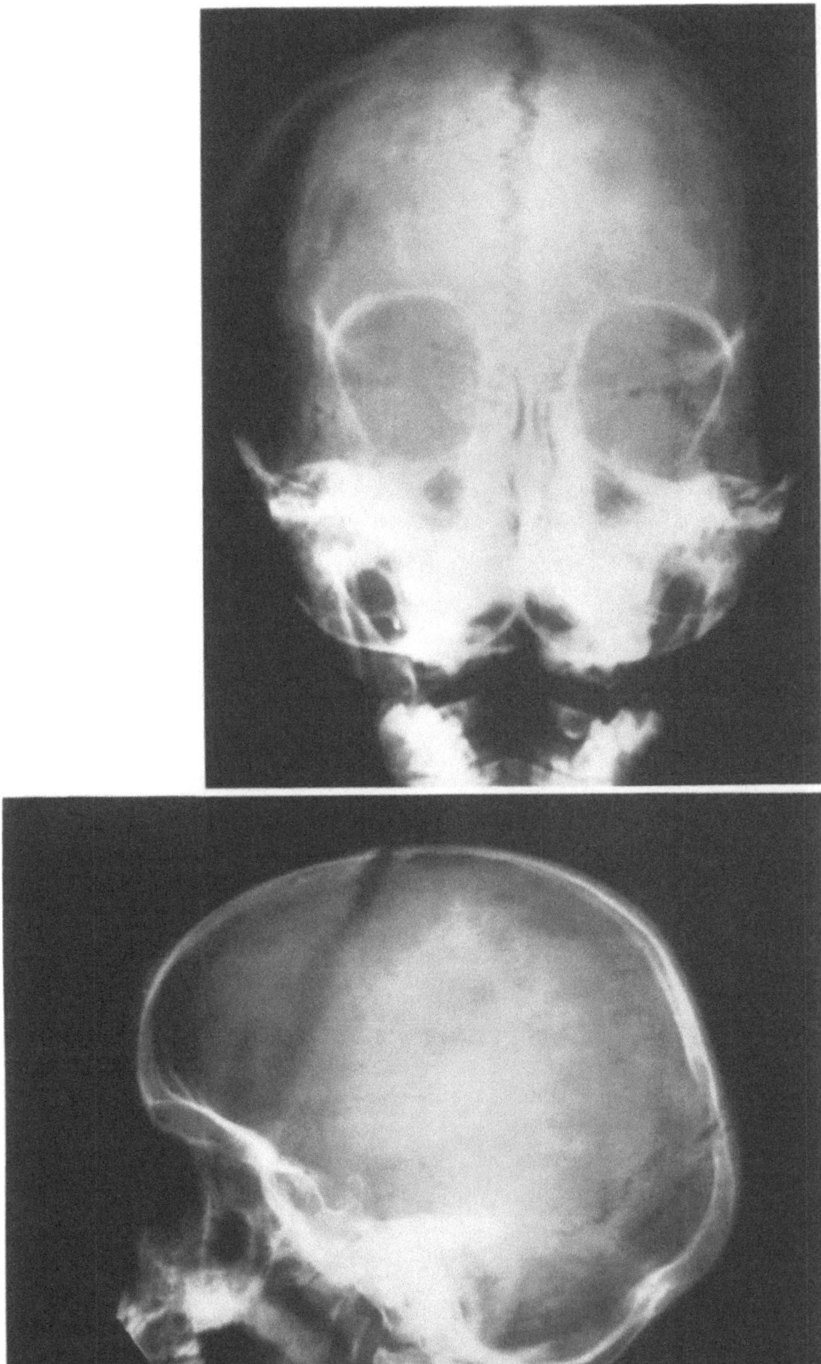

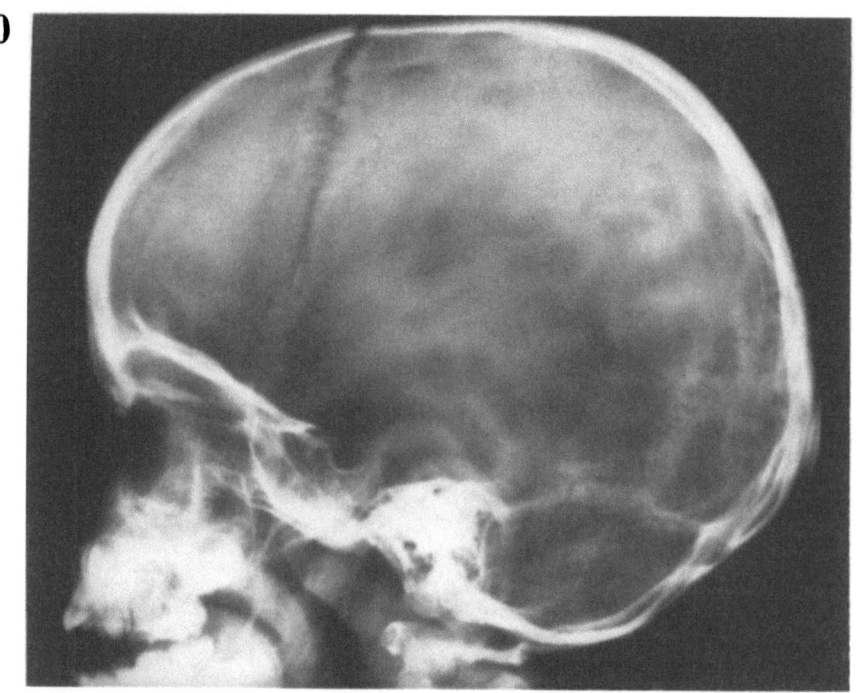

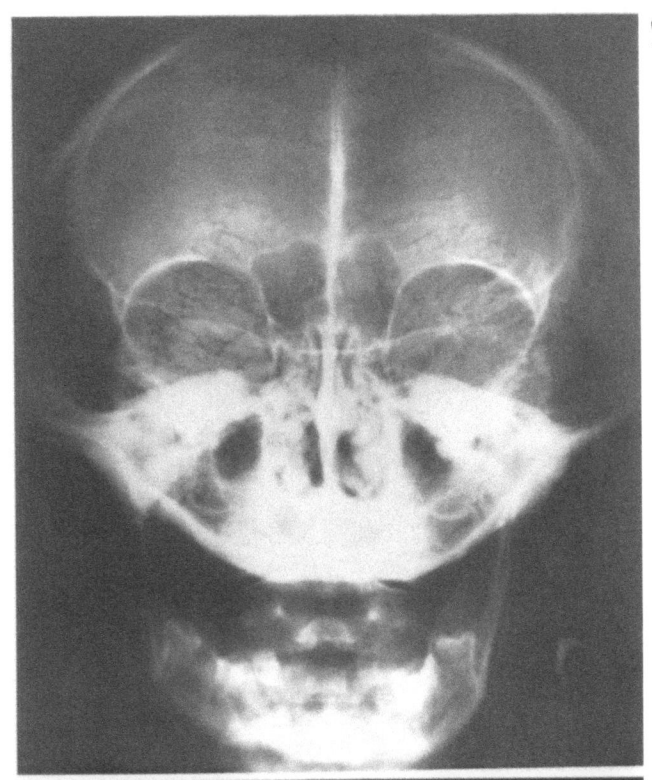

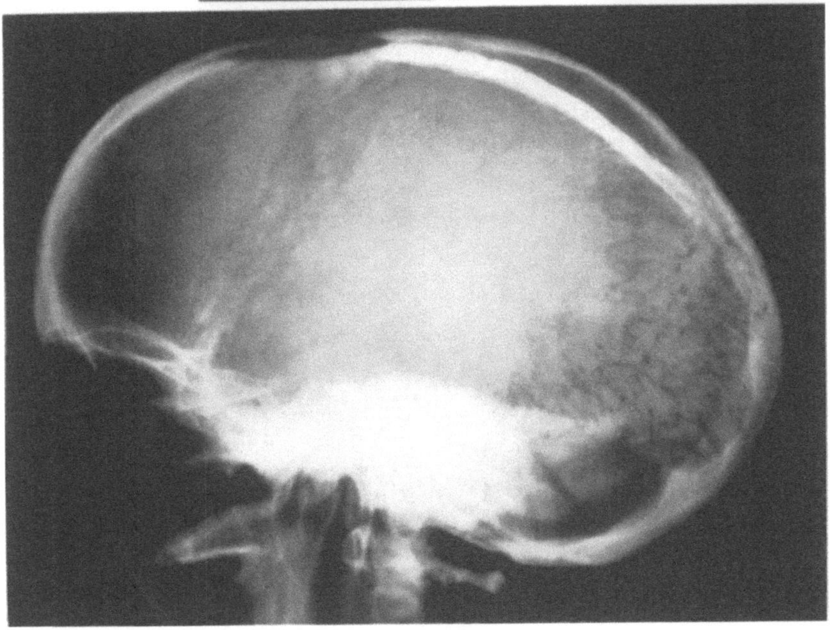

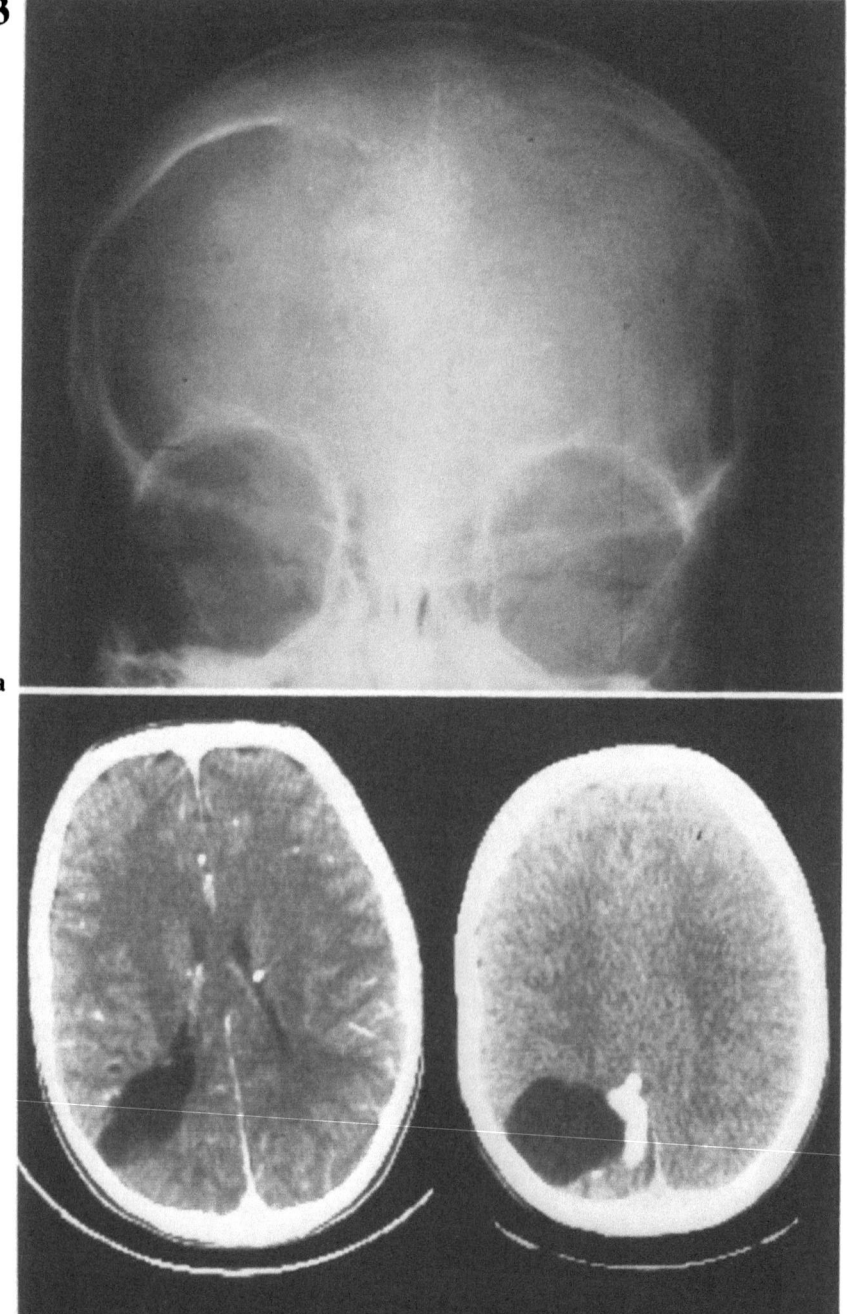

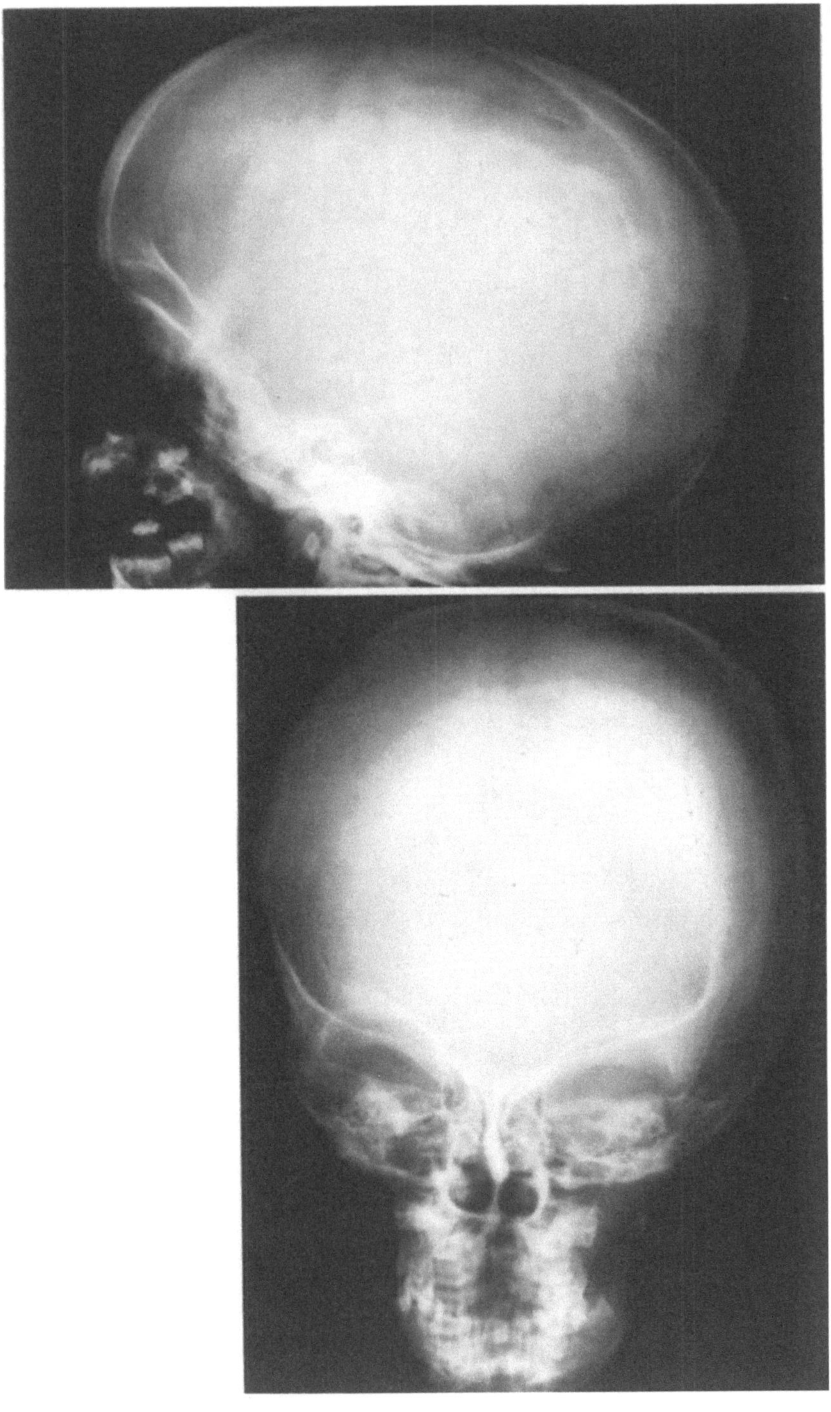

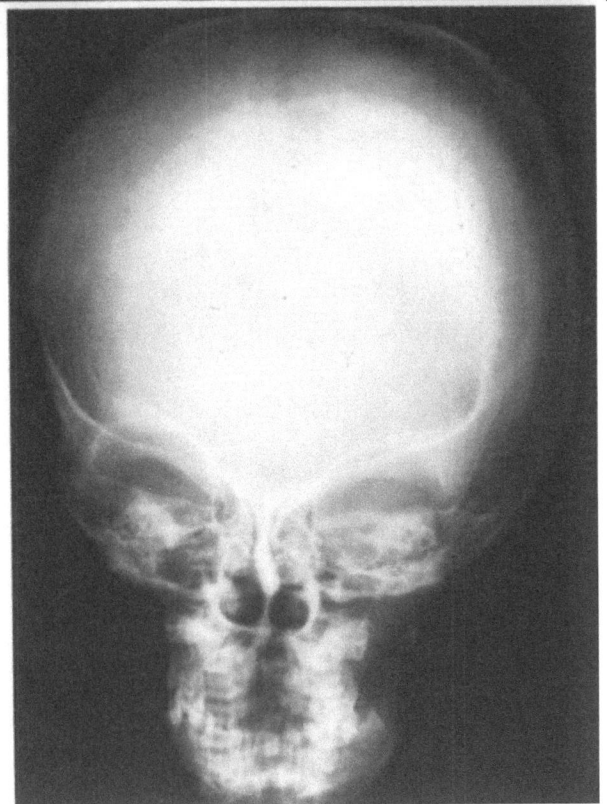

95

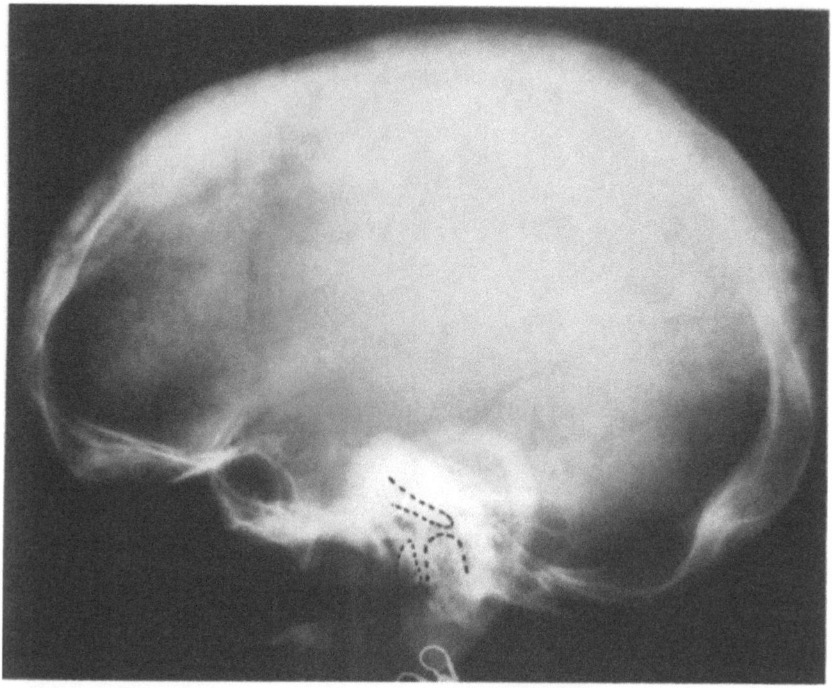

96

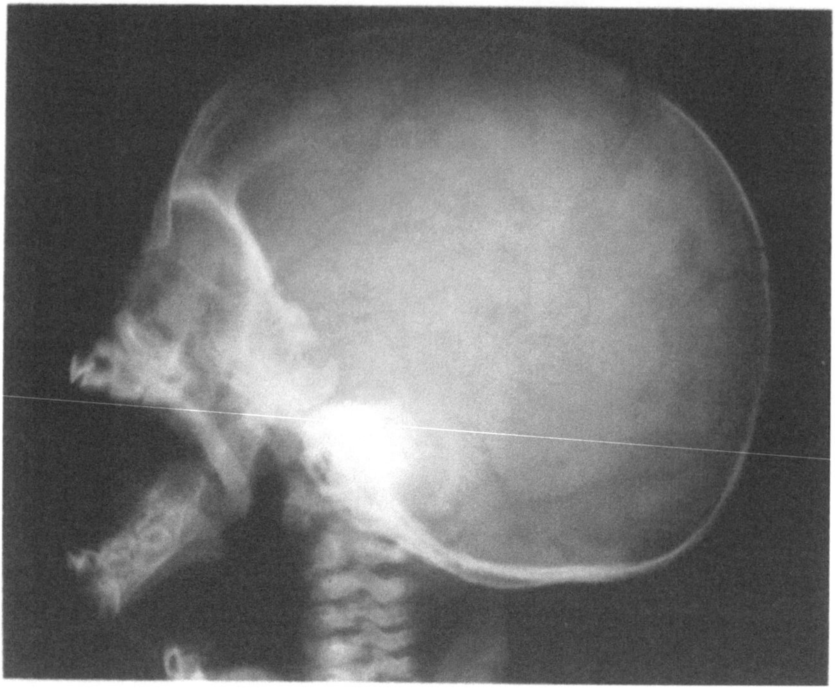

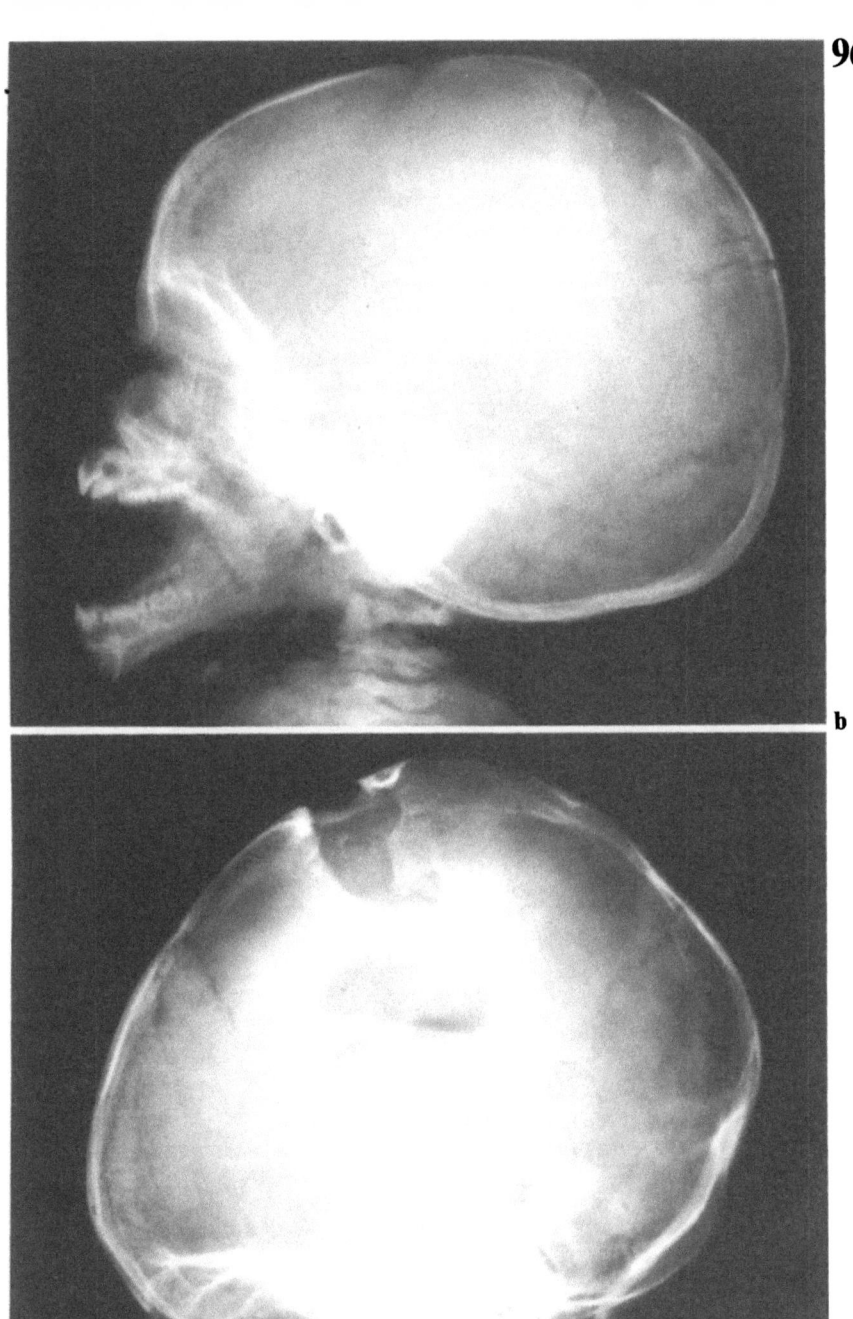

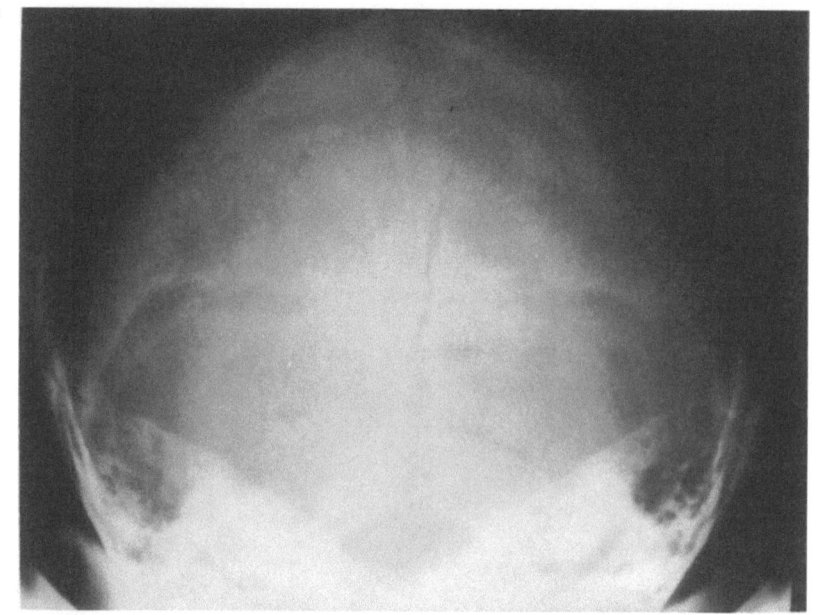

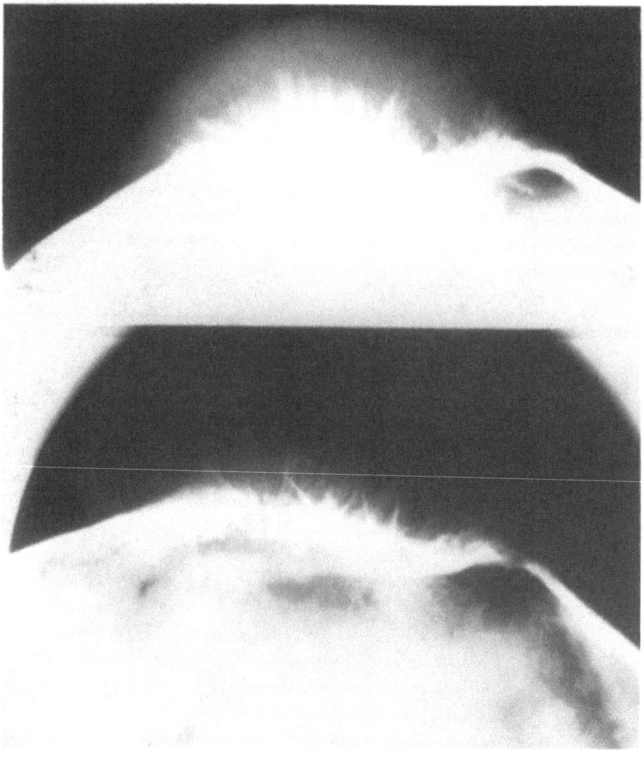

99

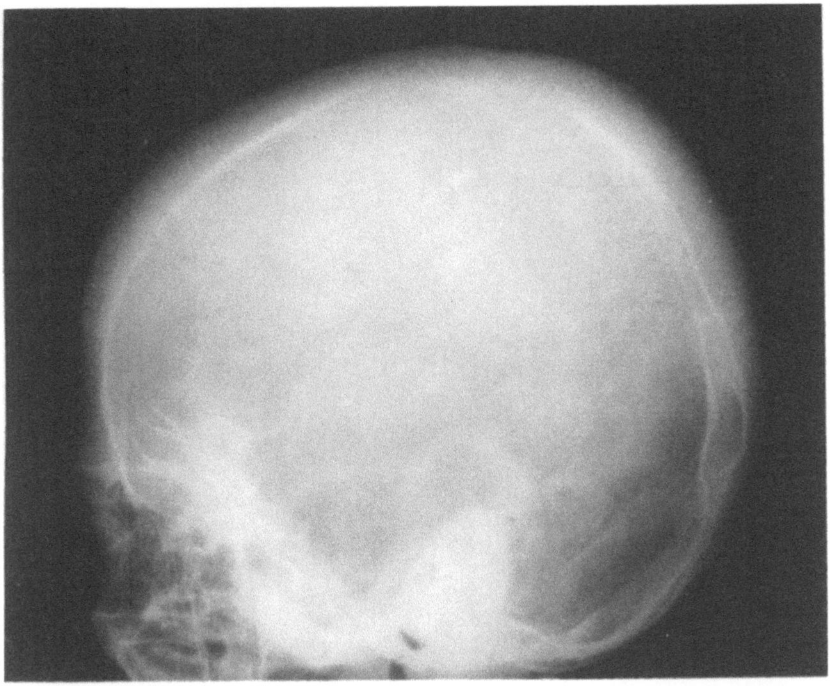

100

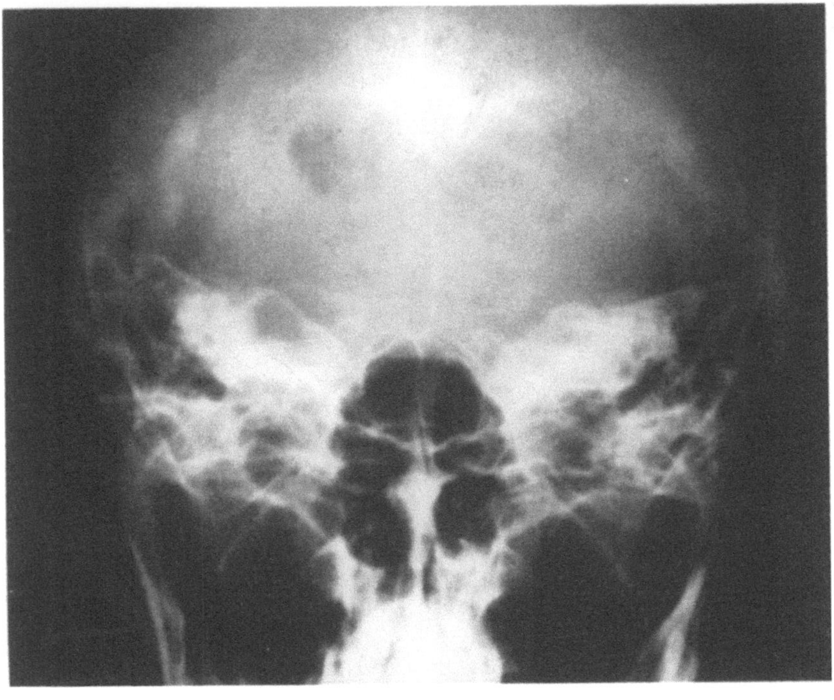

81

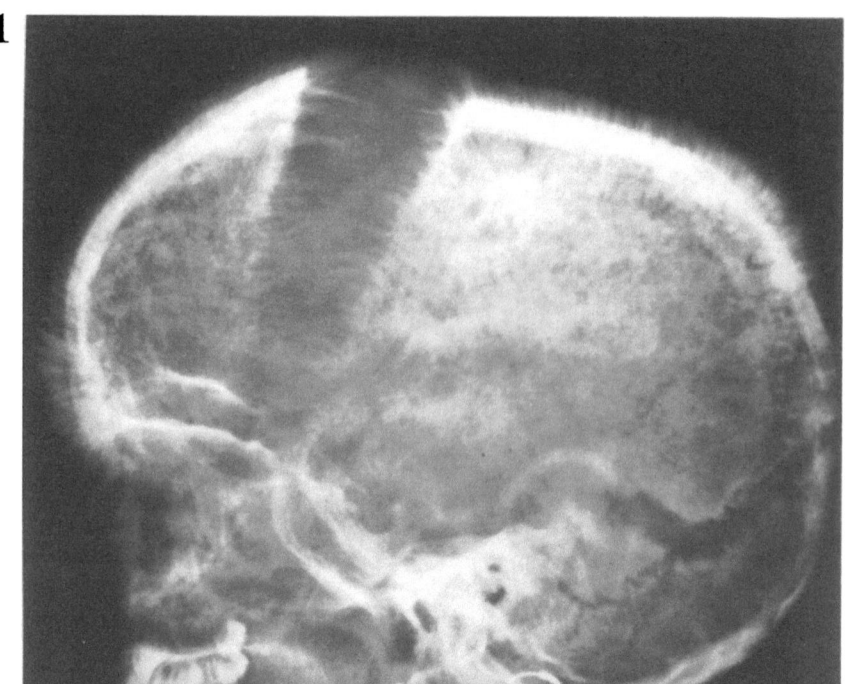

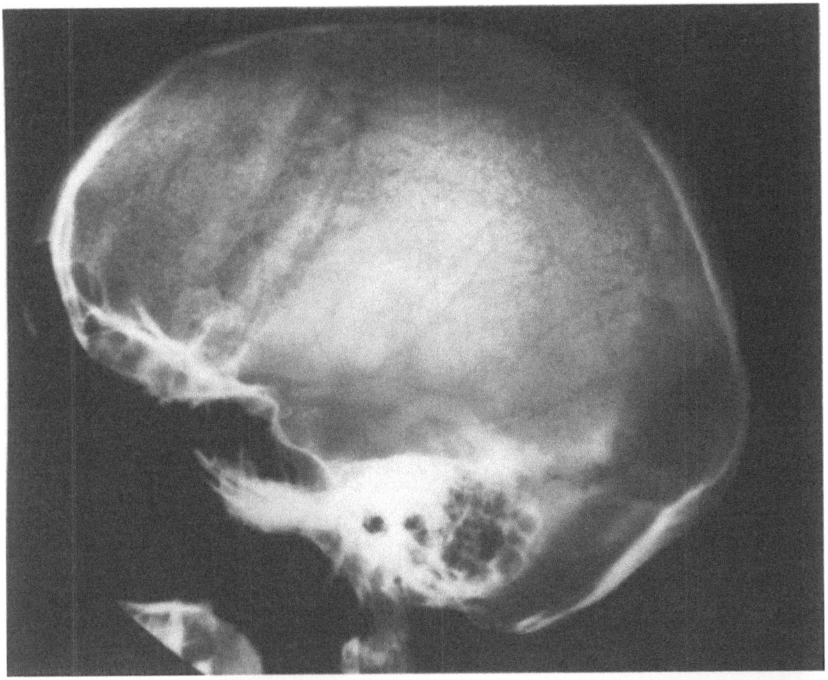

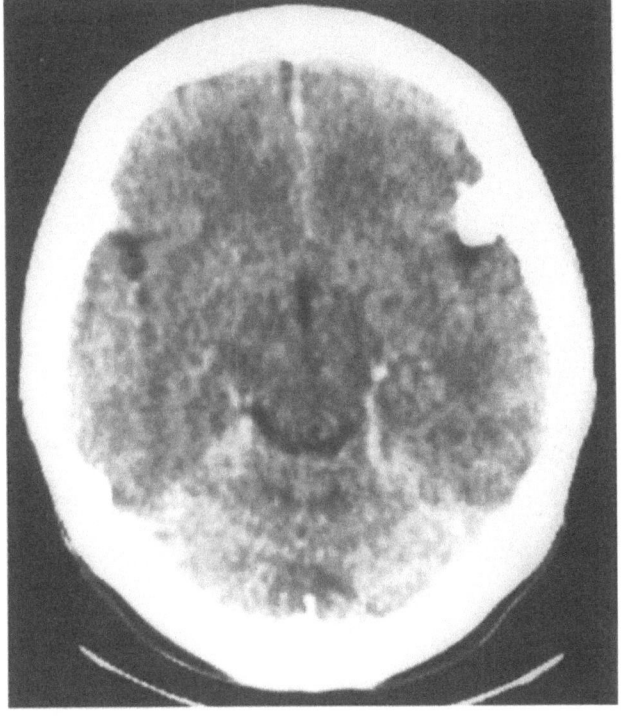

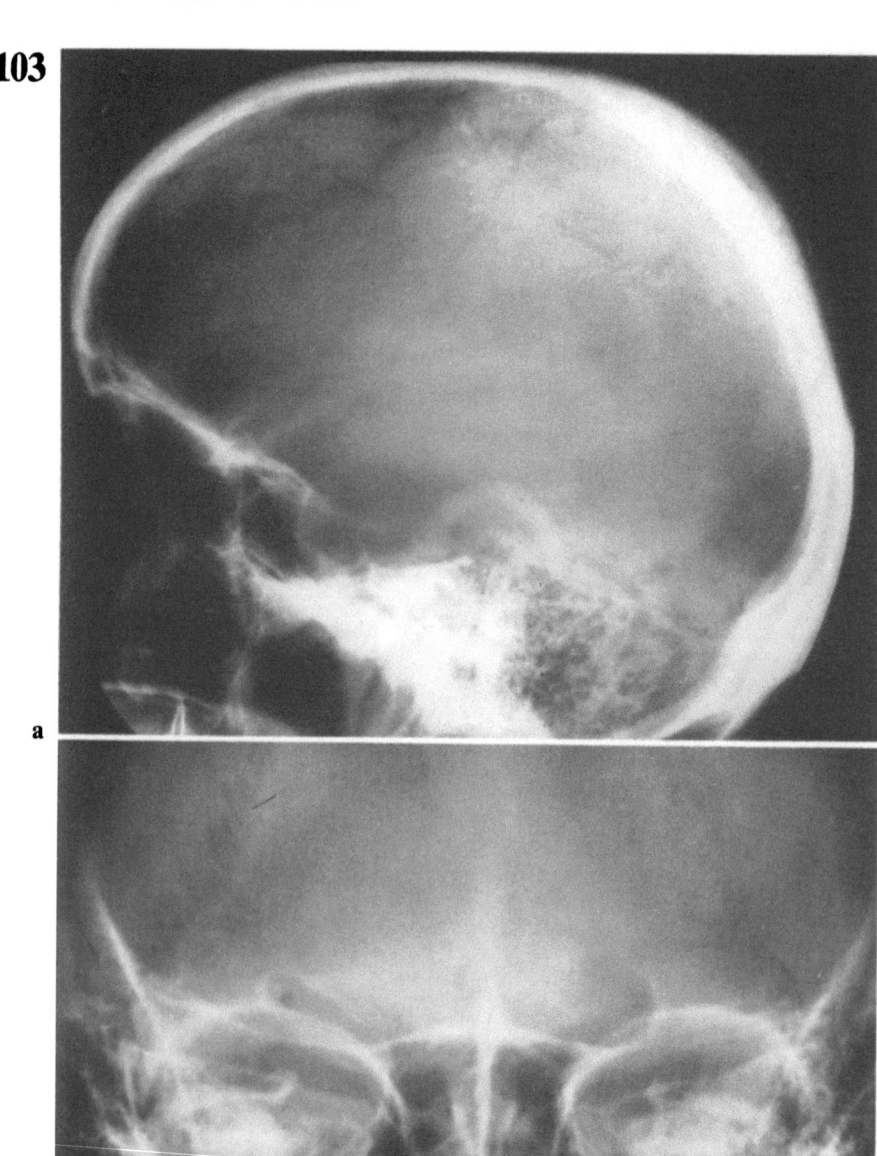

2. Teil

Text und Schemata

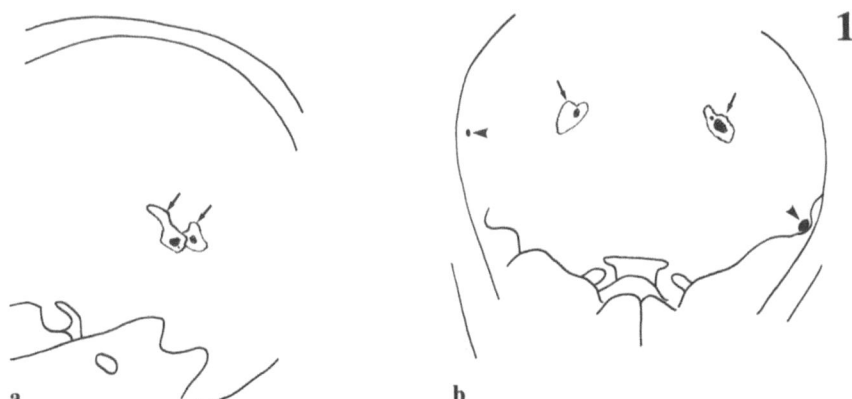

Physiologische Verkalkungen der Plexus chorioidei *(Pfeile)*. Beachten Sie die Metallsplitter *(Pfeilspitzen)*.

Obwohl die Tela choroidea des 3. Ventrikels und der Plexus chorioidei des 4. Ventrikels nur selten verkalken, kommen Verkalkungen der Plexus chorioidei der Seitenventrikel sehr oft vor, beim Erwachsenen in 10% der Fälle. Jedoch zeigte uns die Computertomographie, daß diese Frequenz 80% nach dem 50. Lebensjahr erreichen kann. Die Symmetrie und ihre Lokalisation in der Mitte des Trigonum charakterisieren diese Verkalkungen. Es kann zu kokardenähnlichen Bildern kommen, mit einem deutlich verdichteten Zentrum *(Pfeile)*. Im Frontalbild, in der postero-anterioren Aufnahme, werden die Verkalkungen außerhalb der Fissura orbitalis superior projiziert. Durch die fronto-subokzipitale Einstellung werden diese verkalkten Plexus sehr gut sichtbar.

Im Seitenbild befinden sich diese Verkalkungen hinter denen des Corpus pineale. Wegen der großen Mobilität der Plexus chorioidei des Glomus, insbesondere bei Patienten mit Ventrikelerweiterung, stellen diese Verkalkungen keinen Lokalisationswert dar. Man kann frühe und große Kalkablagerungen bei Patienten mit Hypercalcämie finden. Eine Verkalkung der Tela choroidea des 3. Ventrikels ist im Falle einer Neurofibromatose zu beobachten.

2

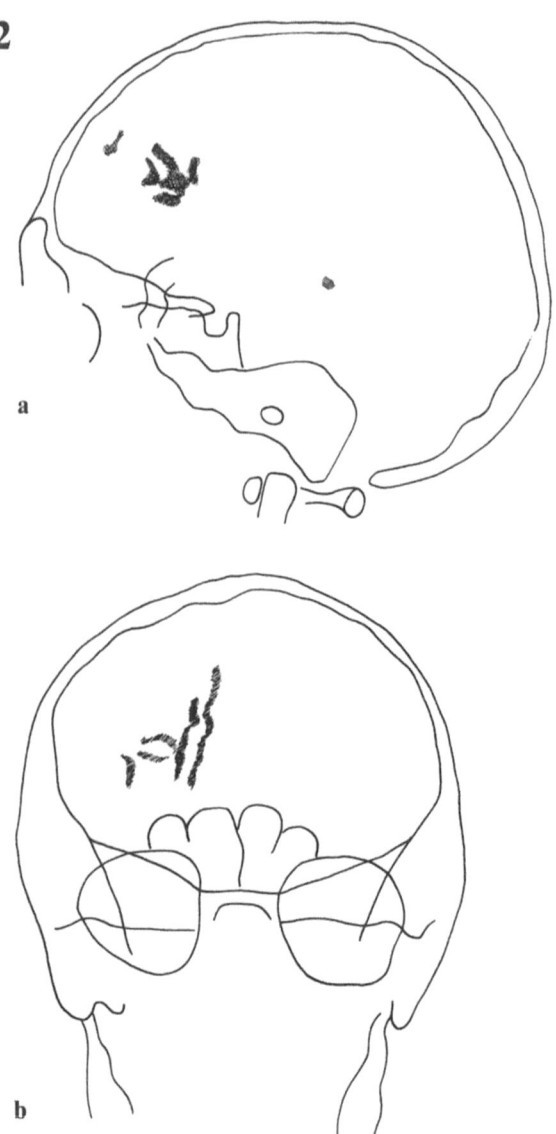

a

b

Verkalktes frontales Oligodendrogliom rechts.
In ungefähr 10% der Gliome findet man röntgenologisch erkennbare Verkalkungen. Unter diesen Gliomen verkalken die Oligodendrogliome in 50% der Fälle. Lineare und bogenförmige Schatten vergesellschaftet mit nodulären Schatten sind üblich.

Astrocytome schwächeren Grades (Grad 1 und 2) sind in 20% der Fälle verkalkt. Die Röntgenbilder können identisch sein (siehe Abb. 5,

14, 15). Diese verkalkten Tumoren befinden sich gewöhnlich in den klinisch unauffälligen zerebralen Gegenden (Frontallappen und rechter Temporallappen) mit verzögerter klinischer Manifestation.

Sehr bösartige Tumore entwickeln sich zu schnell, als daß es zu röntgenologisch erkennbaren Verkalkungen kommen könnte. (Siehe Abb. 5, 11, 14, 15)

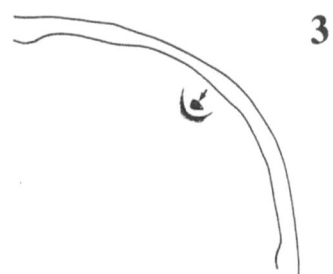

Verkalkte Pacchionische Granulationen *(Pfeil)*.

Die Pacchionischen Granulationen bestehen aus arachnoidalen Zotten, die sich bis an die Sinus der Schädelkalotte, aber auch bis an die Diploevenen erstrecken. Diese Granulationen befinden sich in der frontalen und parietalen parasagittalen Gegend. Die größten heben die Tabula externa an. In der Frontalaufnahme erscheinen diese Granulationen wie ein Defekt mit gut begrenztem oberen und vermischtem unteren Rand. Im Seitenbild sind die Zeichen weniger deutlich. Verkalkung der arachnoidalen Granulationen sind selten. Sie befinden sich in der Mitte des Defektes.

Verkalkung der Wand des Sinus sagittalis superior.

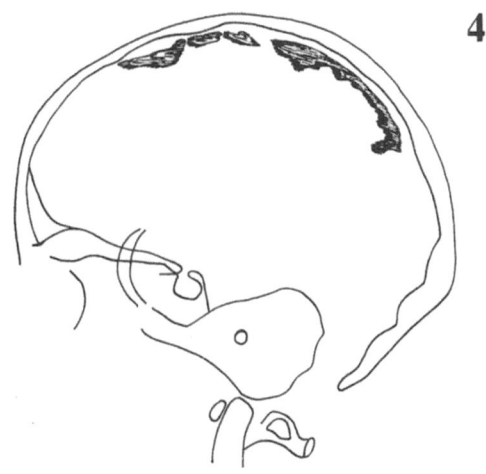

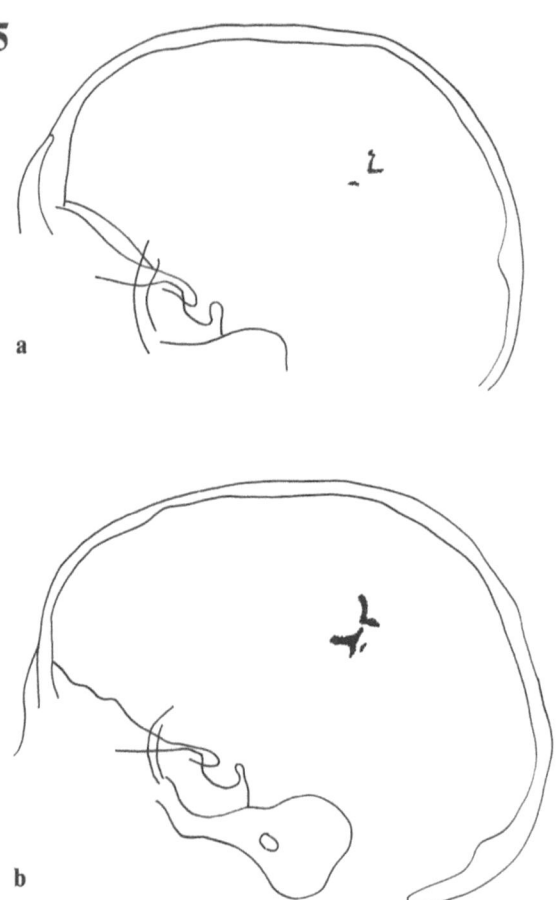

Parietales Astrocytom Grad 1.
Diese 40jährige Patientin erlitt 1973 einen ersten epileptischen Anfall (**a**). 1976 führte ein erneutes Ausbrechen der epileptischen Anfälle und das Auftreten von Lokalisationszeichen zu neuen Untersuchungen (**b**). Abbildung **a** erlaubt den Verdacht auf kleine lineare Verkalkungen in der parietalen Projektion. Drei Jahre später sind diese Verkalkungen offensichtlich. Der lineare Charakter, die progressive Entwicklung und der klinische Zusammenhang deuten auf ein Astrocytom schwachen Grades hin. (Siehe Abb. 2, 11, 14, 15)

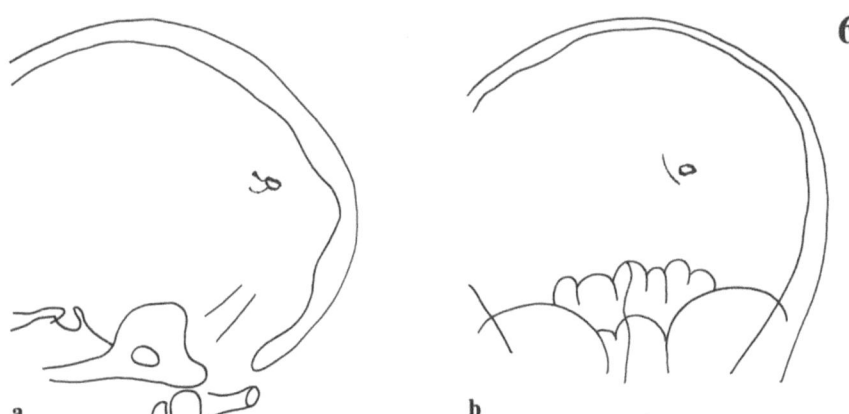

Verkalktes und thrombosiertes okzipitales Angiom.
In diesem Angiom befinden sich eine noduläre und eine diskrete lineare Verkalkung (**b**). Weniger als 10% der arterio-venösen Mißbildungen sind verkalkt. Zu den nodulären Verkalkungen eines alten Hämatoms kommen gewöhnlich lineare und bogenförmige Verkalkungen, die den zuführenden oder sogar den herausführenden Gefäßen entsprechen. Wenn die arteriellen Pedikel der Hirnhaut an der Mißbildung beteiligt sind, beobachtet man eine Erweiterung der Furchen der A. meningea media. (Siehe Abb. 9, 31, 48)

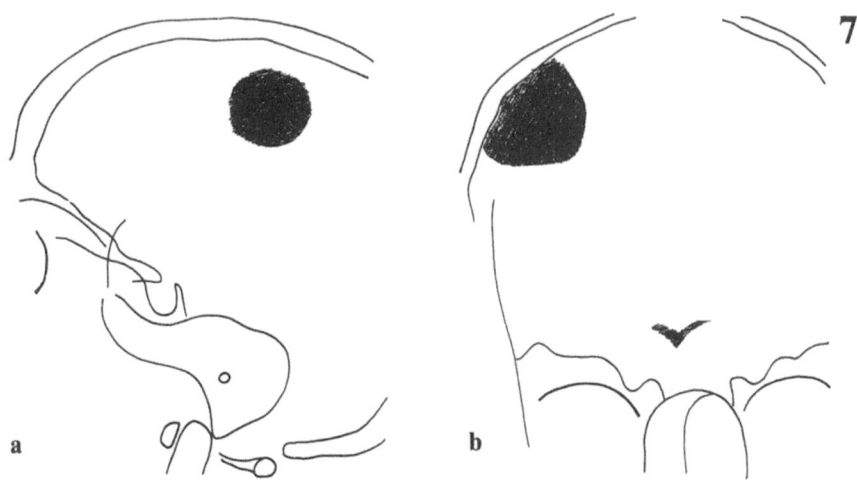

Fronto-parietales Meningiom (Psammom).
Verkalkungen in den Meningiomen sind eher selten, da weniger als 10% dieser Tumore röntgenologisch sichtbare Verkalkungen enthalten. Sie

reichen von sehr diskreten, punktförmigen, nur auf Schichtaufnahmen sichtbaren bis zu massiven Verkalkungen, wie „Hirnstein" oder Psammom. Die Entdeckung einer intrakraniellen Verkalkung muß den Radiologen dazu veranlassen, das Schädeldach gründlich zu untersuchen, und zwar auf eine Verdickung der Tabula interna der Schädelkalotte einerseits und auf eine Erweiterung der Furchen der A. meningea media andererseits. (Siehe Abb. 18–21, 33, 35, 51, 53, 54, 65, 68, 71, 75 und 103)

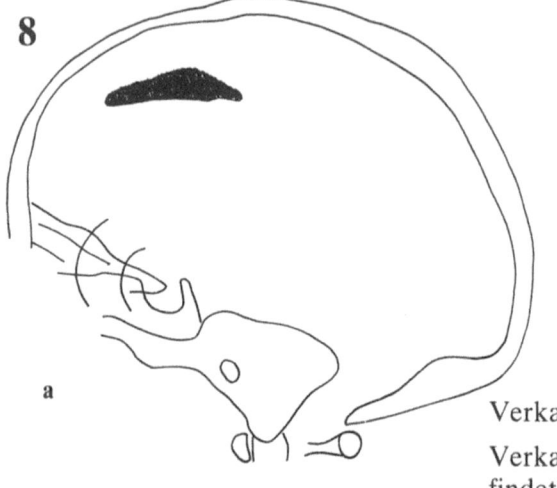

Verkalkung der Falx cerebri.

Verkalkungen der Falx cerebri findet man bei ungefähr 10% der Erwachsenen, und zwar hauptsächlich im vorderen Teil. Die Form der Verkalkung ist charakteristisch im Frontalbild (**b**), da ihr innerer Rand deutlich geradlinig, der äußere hingegen festoniert erscheint. Selbst eine massive Verkalkung der Falx entspricht nie einem Meningiom, kann aber Zeichen einer Störung des Phosphor- und Kalkstoffwechsels sein. Die Verkalkung der Falx cerebri kann mit einer Verkalkung der Wände des Sinus sagittalis einhergehen.

Eine Verkalkung des Kleinhirnzeltes ist viel seltener. Im Seitenbild ist sie in Form eines oder mehrerer Schatten hinter der Sella turcica zu erkennen, in der fronto-subokzipitalen Projektion in Form von linearen Schatten, die ein auf dem Kopf stehendes „V" bilden.

Verkalktes temporales zerebrales Angiom. Hierbei handelt es sich um Verkalkungen der zuführenden Gefäße. (Siehe Abb. 6, 31, 48)

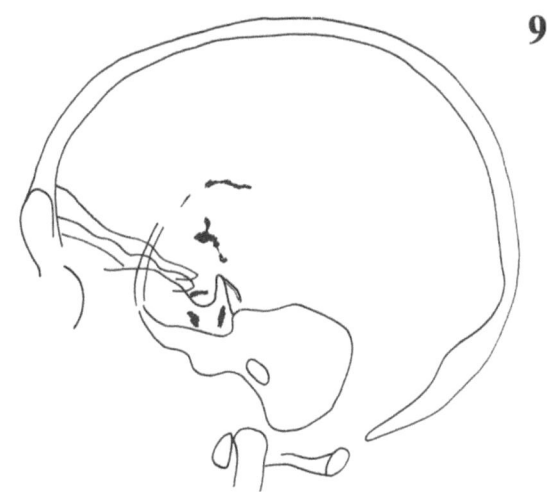

Frontales verkalktes Hämatom. Diese noduläre heterogene Verkalkung liegt in der Mitte des frontalen Zellgewebes. Ihr Aussehen ist völlig unspezifisch. Sie kann sowohl einem alten spontanen intrazerebralen Hämatom als auch einem Tuberkulom oder gar einem Tumor entsprechen. Nur eine gründliche Befragung des Patienten kann manchmal Argumente für diese oder jene Hypothese bringen.

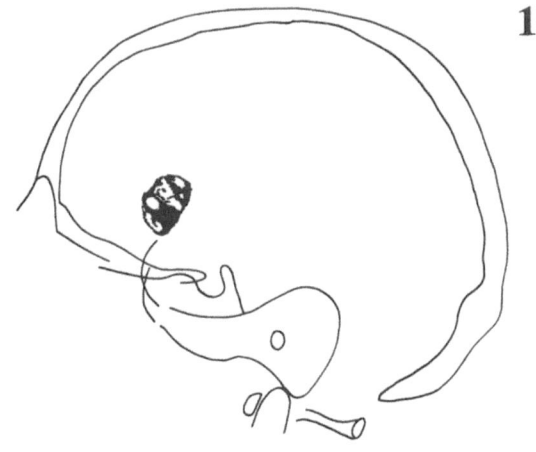

Bei vielen Patienten mit nodulärer intrazerebraler Verkalkung (häufig ohne Symptome und per Zufall z. B. nach einem Schädeltrauma entdeckt) zeigt die konventionelle Röntgenuntersuchung und die Computertomographie gewöhnlich eine Stabilität der Läsionen. Oft kommt es jedoch nicht zu einem ätiologischen Beweis der Verkalkung.

11

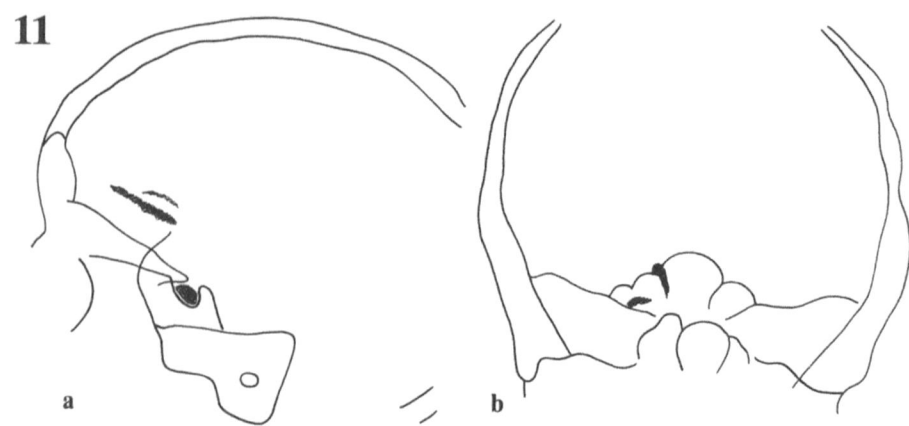

Verkalktes frontales Oligodendrogliom rechts.
Im Seitenbild (**a**) findet man lineare Verkalkungen, die sich über den oberen Orbitarand projizieren. Der Schatten in der Gegend der Sella turcica entspricht einer Verkalkung der duralen lateralen Wand der Fossa hypophysialis. Im Frontalbild (**b**) sind die Verkalkungen schwieriger zu erkennen, denn in dieser Einstellung projizieren sich de Kalkschatten in die Mitte der rechten Stirnhöhle. So kann man leicht die Trennwand der Stirnhöhle mit einer linearen Verkalkung verwechseln. Im Zweifel sollte man zusätzlich zu einer fronto-subokzipitalen Einstellung greifen. (Siehe Abb. 2)

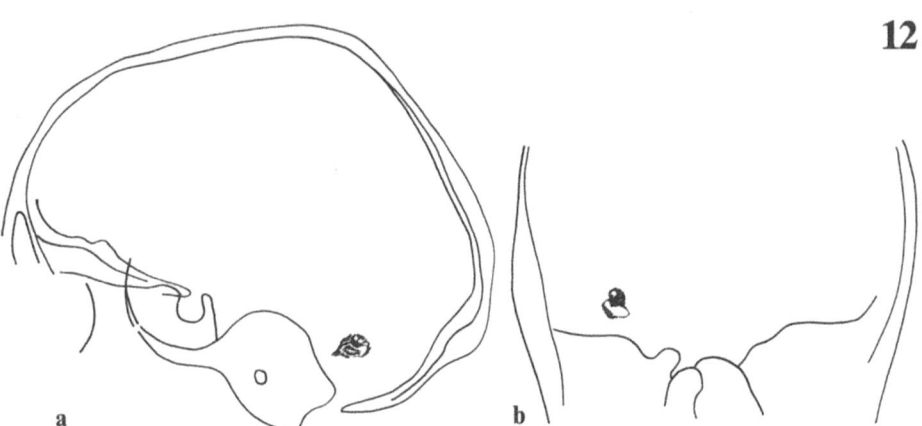

Verkalktes Kleinhirntuberkulom rechts.

Die Verkalkung eines Tuberkuloms bezeugt gewöhnlich das Alter der Läsion, aber nicht unbedingt deren Heilung. Die Koch-Bakterien können im Zentrum der Läsion bleiben; es scheint jedoch nicht, daß es zu einer neuen Entwicklung von Tuberkulomen des zentralen Nervensystems kommen kann. Die verkalkten Tuberkulome sind meist in der hinteren Schädelgrube lokalisiert, insbesondere in der Region der Kleinhirnhemisphären. Einzelne Tuberkulome sind häufiger als multiple.

Röntgenologisch bilden verkalkte Tuberkulome entweder noduläre, runde oder ovale heterogene, brombeerähnliche oder auch ringförmige Schatten. Letztere stellen die Verkalkungen der fibrösen Schale des tuberkulosen Granuloms dar.

13

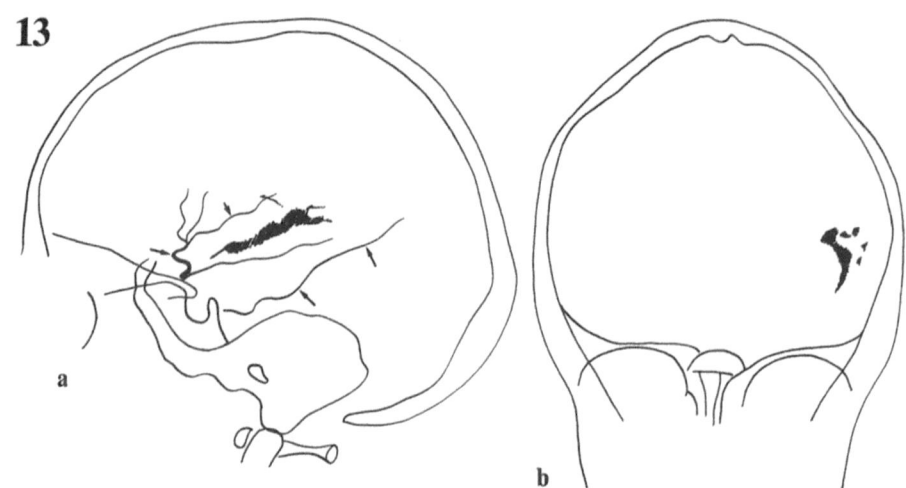

Arachnoidale Verkalkungen im linken Sulcus lateralis cerebri nach einer Meningitis purulenta.

Auf dem Seitenbild (**b**) besteht eine Erweiterung der Furchen der hinteren Äste der A. meningea media *(Pfeile)*. Diese Erweiterung entspricht einer Hypertrophie der Arterie, die an der Durchblutung des oberflächigen Gebietes der A. cerebri media teilnimmt. In der Tat hatte die Meningitis viele Jahre vorher eine Obstruktion der oberflächigen Äste der linken A. cerebri media verursacht.

Meningitis tuberculosa und Pneumokokken-Meningitis gehören zu den häufigsten Ursachen für Verkalkungen der zarten Hirnhaut. Gewöhnlich findet man die Verkalkungen mehrere Jahre nach dem ersten infektiösen Schub, und zwar in den Hirnhäuten der Schädelbasis: Cisterna opto-chiasmatis und Anfang der Sulci laterales cerebri.

14

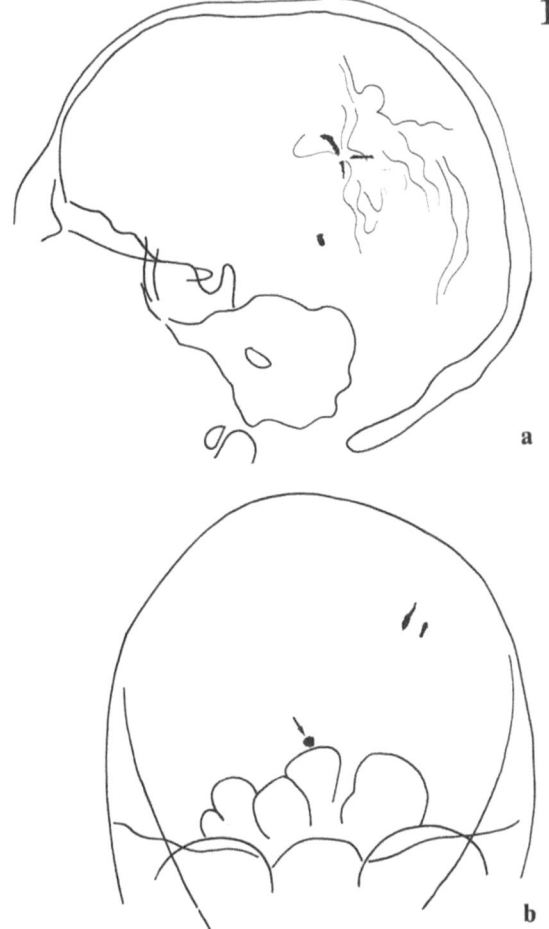

Verkalktes parietales Astrocytom links. Erweiterung der parietalen Diploevenen.

Die tumoralen Verkalkungen sind sehr diskret und nur in Form von feinen linearen Schatten auf dem Seitenbild erkennbar. Auf der Frontalaufnahme (**b**) ist das Corpus pineale nach rechts verschoben *(Pfeile)*. Die Verkalkungen sind besonders schwer auf dem Seitenbild wahrzunehmen (**a**) wegen der vielen erweiterten Diploevenen. Diese Venen bilden den traditionellen „parietalen Stern". Das Kaliber der Diploevenen, vor allem in der parietalen Gegend, variiert physiologischerweise derart, daß es praktisch unmöglich ist, den Erweiterungen irgendeinen Wert zuzuerkennen. Manche Diploevenen können klein und vielfältig erscheinen und metastatische Lokalisationen vortäuschen. (Siehe Abb. 2, 5, 11, 15)

15 Parietales Astrocytom Grad 2.
(Siehe Abb. 2, 5, 11, 14)

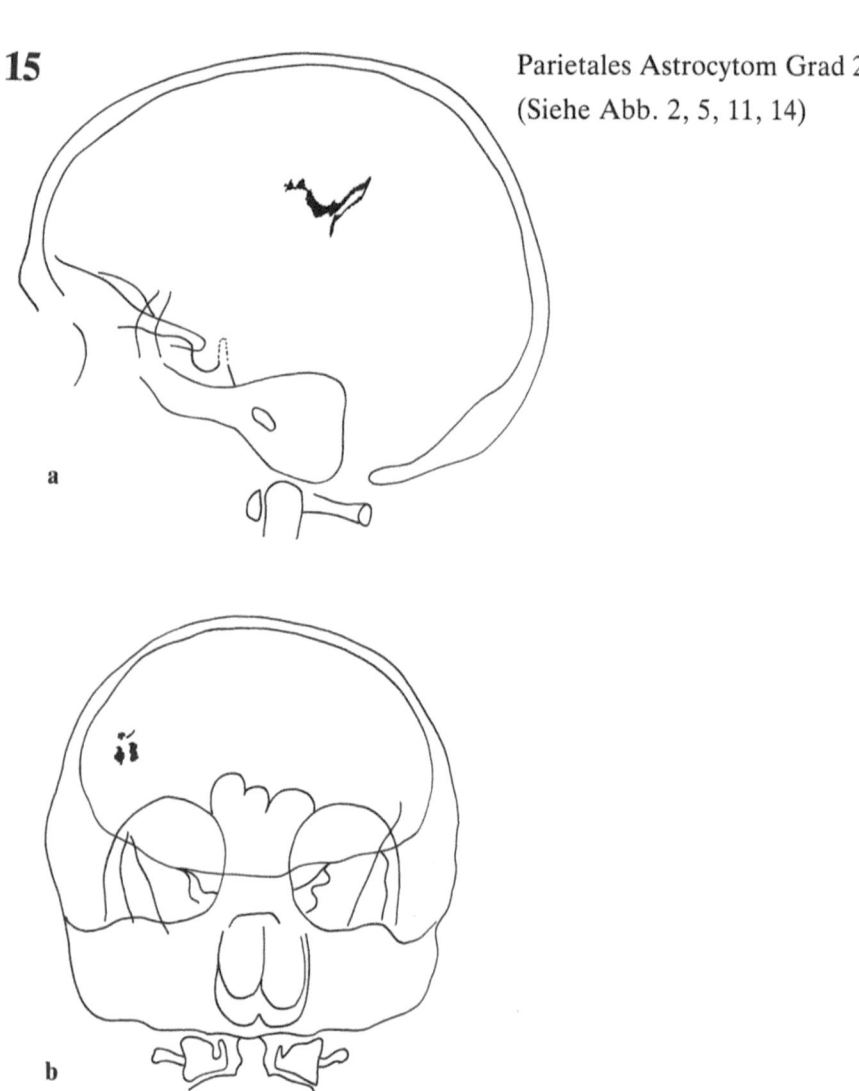

Toxoplasmose. Entdeckung von intrakraniellen Verkalkungen bei einem 9jährigen Kind.

Bei mehr als der Hälfte von kongenitalen Toxoplasmosen findet man zerebrale Verkalkungen, die nodulär oder linear sein können. Sie liegen, bilateral oder asymmetrisch, in den kortikalen, subkortikalen und periventrikulären Zonen. Ausnahmsweise begrenzen lineare ependymiale Verkalkungen mehr oder weniger vollständig die Konturen der lateralen Ventrikel; dieser Aspekt kann so an die Verkalkungen des Zytomegaliesyndroms erinnern.

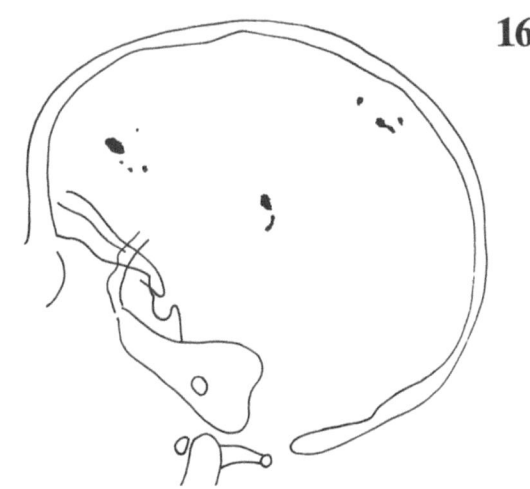

Talgzyste der Kopfhaut. Schatten mit verwischten Konturen im Lateralbild. In den umfangreichen Talgzysten kann man kalkhaltige Schatten im unteren Teil der Zyste *(Pfeil)* beobachten.

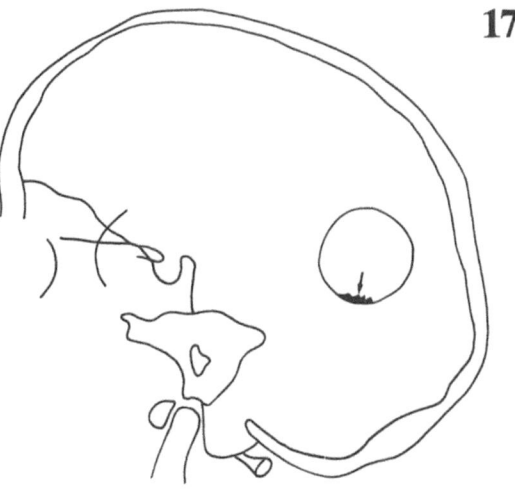

18

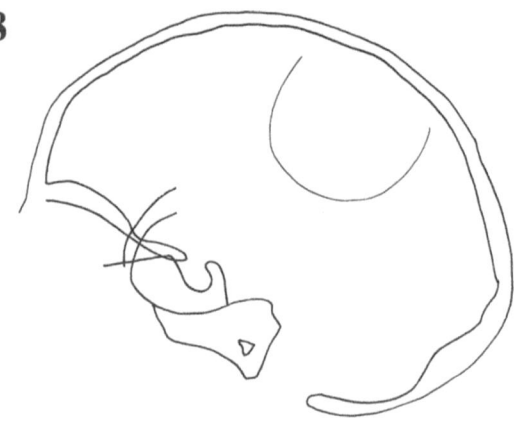

Parietales Meningiom.
Der mit runden Konturen in der parietalen Gegend liegende Schatten entspricht nicht dem Tumor selbst, sondern der Hyperostose der Tabula interna des Schädeldaches, gegenüber dem Ansatz des Meningioms.
(Siehe Abb. 7, 19–21, 33, 35, 51, 53, 54, 65, 68, 71, 75, 103)

19

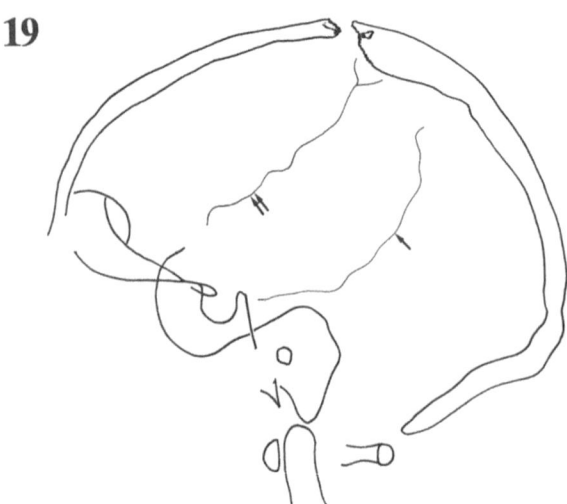

Parietales Meningiom.
Erhebliche Veränderungen des Schädeldaches in der parasagittalen parietalen Gegend. Diese Veränderungen sind osteolytischer und hyperostotischer Natur.
Die vaskulären Furchen des vorderen *(doppelter Pfeil)* und des hinteren *(Pfeil)* Astes der A. meningea media sind nur gering erweitert.
(Siehe Abb. 7, 18, 20, 21, 33, 35, 51, 53, 54, 65, 68, 71, 75, 103)

Frontales Meningiom.
Die markierten Veränderungen des frontalen Schädeldaches sind verschieden: viel Hyperostose, wenig Osteolyse. Die Furchen der vorderen Äste der beiden Aa. meningea media sind stark erweitert *(Pfeile)*. Das Dorsum sellae, der Boden und die präselläre Gegend sind total demineralisiert, was auf eine sehr fortgeschrittene intrakranielle Drucksteigerung hindeutet. (Siehe Abb. 7, 18, 19, 21, 33, 35, 51, 53, 54, 65, 68, 71, 75, 103)

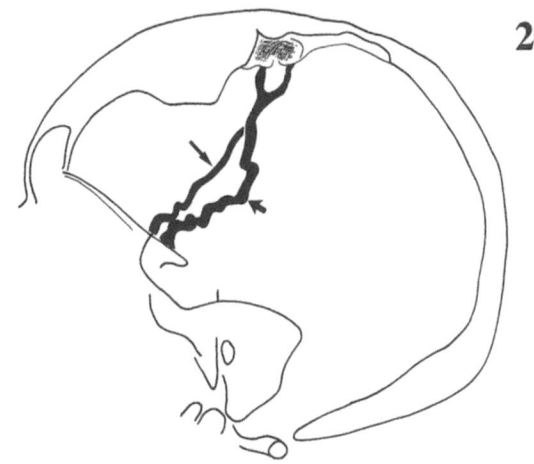

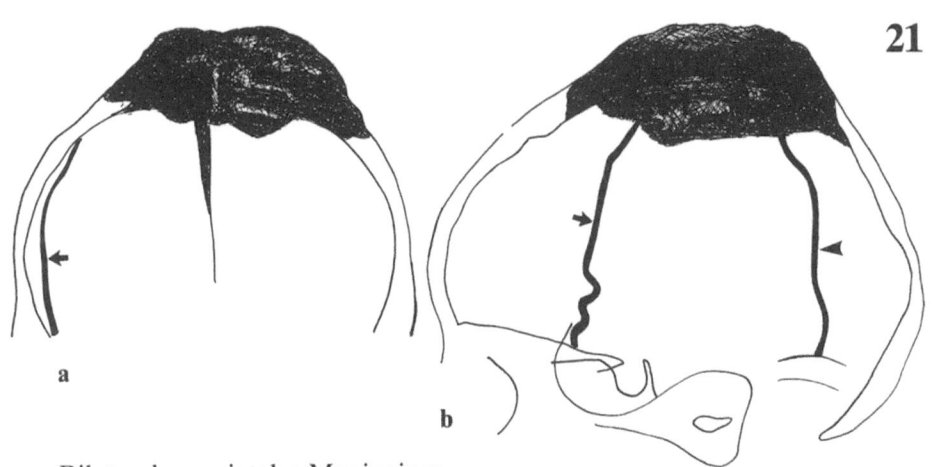

Bilaterales parietales Meningiom.
Dieses an dem Vertex der parietalen Gegend entwickelte Meningiom bewirkt eine starke Hyperostose der drei knöchernen Tabulae; nur sehr wenige osteolytische Zonen sind erkennbar.

Der Tumor erstreckt sich in die Weichteile der Kopfhaut. Eine solche Extension muß jedoch nicht unbedingt auf einen bösartigen tumoralen Prozeß schließen lassen (Osteosarkom z. B.).

Man beachte eine Erweiterung des vorhandenen Astes der A. meningea media *(Pfeil)* sowie eine Erweiterung einer meningealen Vene *(Pfeilspitze)*, die sich zum Sinus transversus wendet. (Siehe Abb. 7, 18–20, 33, 35, 51, 53, 54, 65, 68, 71, 75, 103)

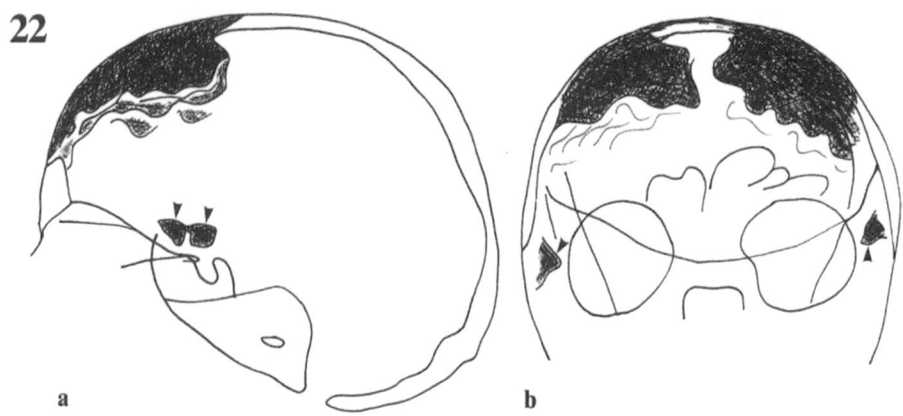

a b

Hyperostosis frontalis interna.
Hyperostosis frontalis interna kommt hauptsächlich bei Frauen über 40 Jahren vor. Die röntgenologischen Anomalien sind bilateral und symmetrisch sowie leicht erkennbar; es stellt sich praktisch nie das Problem einer Differentialdiagnose mit einer gegenüberstehenden Hyperostose eines Meningiomansatzes. Letztere ist obligatorisch einseitig und gewöhnlich vergesellschaftet mit einer Erweiterung der Furchen der vorderen Äste der A. meningea media sowie mit Sella-Veränderungen bei intrakranieller Drucksteigerung. Der Sinus sagittalis superior bleibt üblicherweise frei von Hyperostose.
Wenn die Hyperostose umfangreich ist, so wie in Abb. 22, kann es zu nodulären Bildern kommen, die Osteomen der Tabula interna gleichen. Diese Osteome können sich nach hinten in die Squama temporalis entwickeln. In diesem Fall werden auf dem Seitenbild Schatten in den prae-, supra- und intrasellären Gegenden wahrgenommen. Wenn diese temporale Hyperostose (oder Hyperostose der Tabula interna) *(Pfeilspitzen)* mit einer markierten frontalen Hyperostose einhergeht, ist sie leicht identifizierbar. Manchmal ist sie isoliert, dann stellt sich das Problem eines Schattens der sellären Gegend. Das Frontalbild veranschaulicht die Verhältnisse nicht immer deutlich. Im Zweifel geht man zu frontalen durch den Schatten gehenden Schichtaufnahmen über, die es ermöglichen, den Schatten am Schädeldach zu lokalisieren.

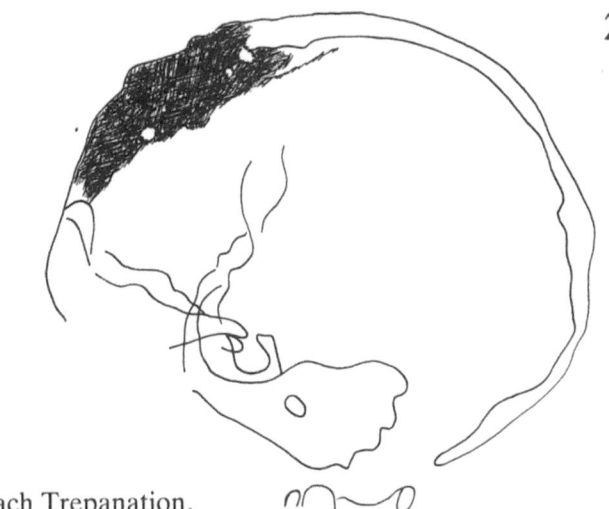

Frontale Osteitis nach Trepanation.
Die länger zurückliegende Entwicklung dieser Osteitis erklärt die starke Osteokondensation, die in ihrer Mitte einige lytische Zonen enthält. Die Konturen der Osteokondensation sind unregelmäßig und verwischt.

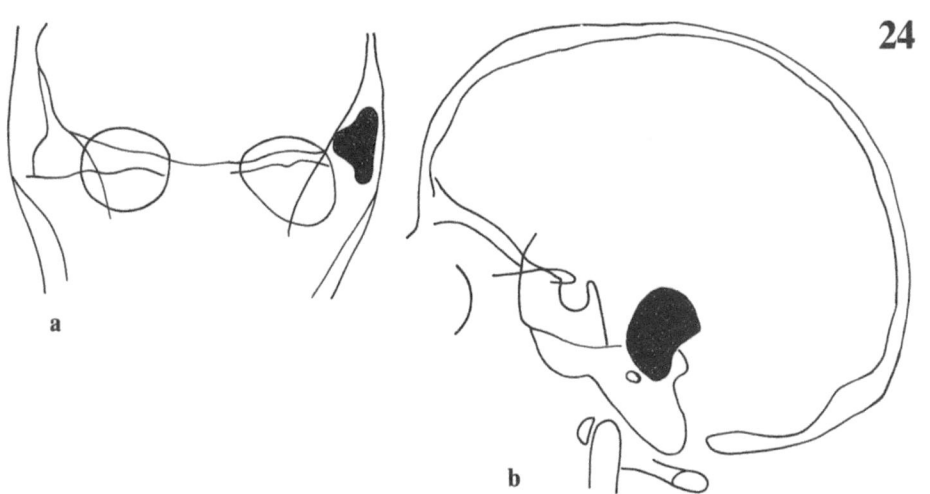

Linkes temporales Osteom.
Osteome des Außenohres können im äußeren Gehörgang lokalisiert sein und eine mehr oder weniger starke Obstruktion des Kanals mit möglicher Infektion und Schwerhörigkeit verursachen. Seltener findet man Osteome in der Mastoide. Das dritte Segment des Kanales des N. facialis ist manchmal komprimiert.

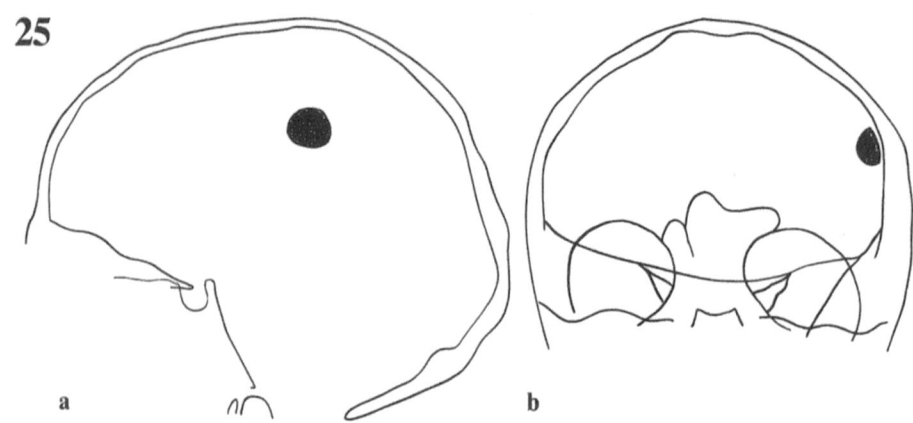

Verkalkung der Dura mater der Schädelkalotte.

Obwohl durale Verkalkungen der Falx cerebri, des Kleinhirnzeltes, der Wände des Sinus sagittalis superior häufig vorkommen, sind Verkalkungen der Dura mater der Schädelkalotte seltener. Auf dem Seitenbild erscheinen sie als runde Schatten häufig mit verwischten Konturen. Im Frontalbild sind sie leicht zu erkennen. Die durale Verkalkung hat einen sehr regelmäßigen äußeren Rand, parallel zur Tabula interna und von dieser durch eine feine lineare Aufhellung getrennt. Der innere Rand dieser Verkalkung hat gewöhnlich eine unregelmäßige Kontur. Der Schatten der duralen Verkalkung ist markant und homogen. Solche Verkalkungen kann man auch in der Dura mater der Wände des Sinus cavernosus und der Basis, unmittelbar hinter den Fissurae orbitales superiores beobachten. In der postero-anterioren Einstellung sind diese Schatten gegenüber den Fissurae orbitales superiores projiziert. Normalerweise sind diese Verkalkungen bilateral und mehr oder weniger symmetrisch.

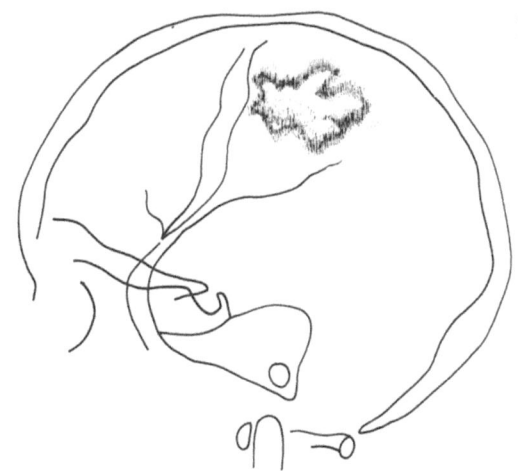

Parietales Fibrosarkom. Der diesem Tumor entsprechende Defekt zeigt bösartige Charakteristiken: unregelmäßige, zerfetzte Konturen ohne Osteokondensation an den Rändern. Die veränderliche Tonart der Aufhellung beweist eine mehr oder weniger markante Zerstörung der drei Tabulae des Schädeldaches. Unter den klassischen Defekten, die als gutartig betrachtet werden, kann nur das eosinophile Granulom diese Form annehmen. (Siehe Abb. 45)

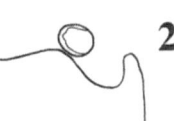

Supraselläres Aneurysma. Sie werden sicher leicht die parietale kurvenartige Verkalkung dieses suprasellären Aneurysmas erkannt haben. Die Schatten in der Mitte entsprechen verkalkten Thrombi.

28

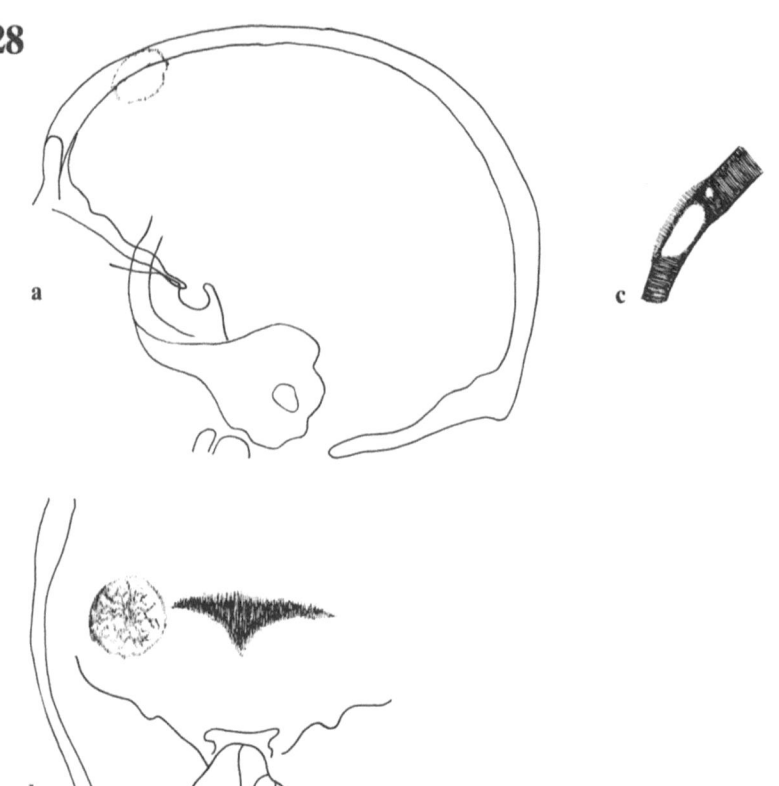

Frontales Hämangiom.

Frontale Hämangiome entwickeln sich von dem Diploe ab, zerfressen und heben die Tabula externa an, verschonen aber in der Regel die Tabula interna (**c**). Man beobachtet häufig radspeichenförmige knöcherne Spiculae in der Mitte des Defektes (**b**). Normalerweise besteht eine Osteokondensation der Ränder: Fehlt sie, kann die Läsion nicht von einem eosinophilen Granulom unterschieden werden. Auf Schichtaufnahmen erkennt man manchmal Spiculae auch an der Tabula externa (**c**). Selten zieht eine vaskuläre Furche zu dem Defekt. Die externe Karotisangiographie stellt eine charakteristische Hypervaskularisierung dar, die jedoch häufig diskret und spät erscheint, selbst bei selektiver Injektion. Bei der Szintigraphie stellt man Hyperaktivitätsherde fest.

29

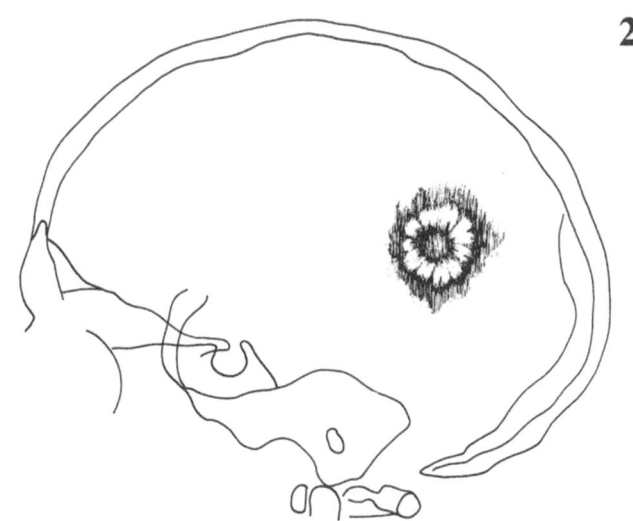

Parietales Hämangiom.

Die verdickten und unregelmäßigen Ränder, die knöchernen Spiculae in der Mitte des Defektes bilden den charakteristischen Aspekt eines „Gänseblümchens", der sofort an ein Hämangiom erinnert. Die Furchen der Äste laufen mit Ausnahme der knöchernen Läsion durch.

30

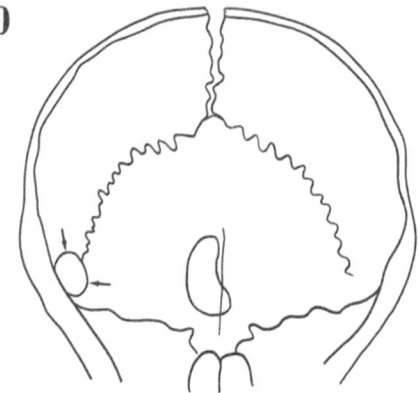

Fistel und Cholesteatom (epidermoide Zyste) an der rechten Sutura lambdoides bei einem 9jährigen Mädchen.

Der okzipitale mediale ovale Defekt mit verdichteten Konturen entspricht einer Fistel. Es kann tatsächlich zu Einschließungen von Hautepithel während der embryonalen Entwicklung kommen. Das ektopische Hautzellgewebe befindet sich entweder im intrakraniellen Raum (Kleinhirnbrückenwinkel, IV. Ventrikel in der supra- und laterosellären Gegend) oder im Schädeldach. In diesem Fall ist das ektopische Gewebe oft mitten in eine Naht eingeschlossen. Durch Wucherung, Absonderung und Abschilferung bewirkt dieses Hautepithel eine Zystenformation (dermoide Zyste, epidermoide Zyste oder Cholesteatom), die sich progressiv vergrößert. Ausnahmsweise kann eine bösartige Entartung bestehen. Die intrakranielle (oder intraspinale) dermoide Zyste kann mit der Haut durch einen virtuellen Kanal fisteln, der vom Hautepithel begrenzt ist. Es muß offensichtlich ein knöcherner Defekt am Schädeldach bestehen, um eine solche Verbindung zu ermöglichen.

Das ist auch der Fall bei diesem jungen Mädchen: die dermoide Zyste sitzt in der hinteren Schädelgrube; der Kanal, der diesen Tumor mit der Haut verbindet, geht durch den medialen okzipitalen knöchernen Defekt. An der Kopfhaut bemerkt man die Fistel anhand eines pigmentierten Flecks mit kleiner Öffnung.

Eine nichtangebrachte Kontrastmittelinjektion im Rahmen einer Fistulographie kann eine Infektion der dermoiden Zyste hervorrufen. Das kann aber auch spontan auftreten, so wie es bei unserer Patientin der Fall war.

Die dermoide Zyste der Sutura lambdoides wird als sehr heller Defekt mit scharfen, eingerahmten und verdichteten Konturen wahrgenommen. (Siehe Abb. 36, 43, 44, 50)

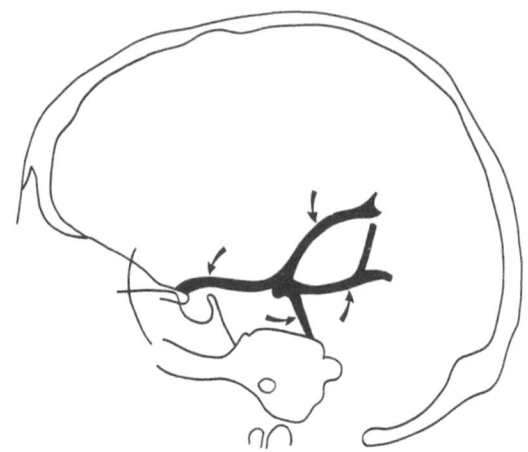

31

Okzipitales durales Angiom. Durale Angiome befinden sich normalerweise an der Dura mater der Wände des Sinus transversus. Diese arteriovenösen Fisteln werden von den hinteren Ästen der A. meningea media gespeist, deren Furchen am Schädeldach erweitert sein können *(Pfeile)*. Äste der A. occipitalis oder der A. pharyngea ascendens können auch zur Durchblutung der duralen arteriovenösen Mißbildungen beitragen, die in der Nähe oder am Sinus transversus sitzen. Vor einer solchen Erweiterung der Furchen der A. meningea posterior müssen zwei Diagnosen besprochen werden: Meningiom oder durale Fistel. Je nachdem, ob assoziierte knöcherne Veränderungen bestehen oder nicht, wird jeweils die Diagnose von Meningiom oder Fistel in Betracht gezogen.

Selbstverständlich ist es die Angiographie, die erlaubt, die Fistel zu bestätigen. Eine Untersuchung der beiden externen und internen Karotissysteme ist notwendig, da die Fehlbildung gewöhnlich von den Ästen des Truncus carotidocavernosus posterior gespeist wird.

Der Patient klagt über Geräusche, und beim Abhorchen entdeckt man ein retroauriculäres Geräusch. Nur selten werden diese Mißbildungen durch eine Subarachnoidal- oder Gehirnblutung in Erscheinung treten. Diese zwei Möglichkeiten müssen immer zu einer Angiographie der A. carotis interna und externa führen, wenn eine Gehirnblutung oder eine Subarachnoidalblutung untersucht wird. (Siehe Abb. 6,9, 48)

32

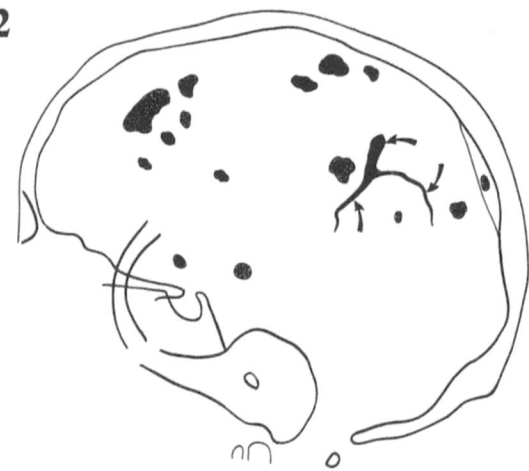

Morbus Kahler.

Multiple, scharf begrenzte kranielle Defekte sind charakteristisch für das multiple Myelom. Man beachte, daß sich auf diesem Röntgenbild weitere lineare Aufhellungen befinden, die den physiologischen Diploevenen entsprechen *(Pfeile)*. Es ist klar, daß solche multiplen Defekte sowohl Metastasen als auch ein multiples Myelom darstellen können. (Siehe Abb. 37, 41)

33

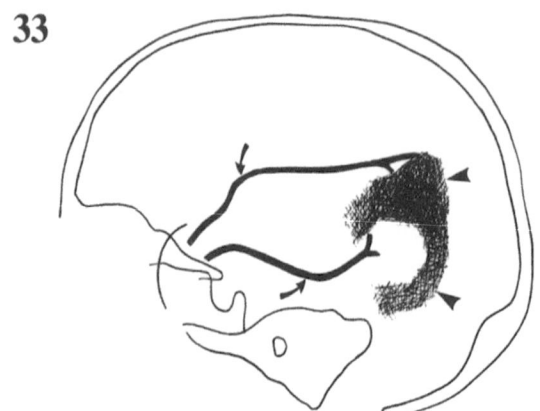

Parietales Meningiom.

Die erweiterten Furchen der hinteren Äste der A. meningea media *(Pfeile)* verlaufen in Richtung der parietalen Gegend, die mit hyperostotischen *(Pfeilspitzen)* und osteolytischen Zonen stark verändert ist. (Siehe Abb. 7, 18–21, 35, 51, 53, 54, 65, 68, 71, 75, 103)

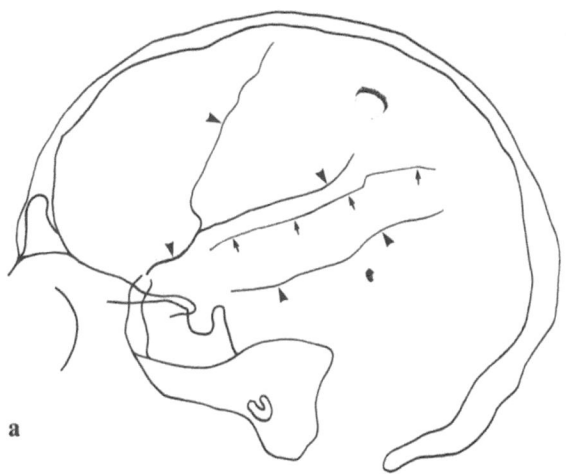

Parietale Fraktur. Das übliche Problem in der kraniellen Traumatologie ist die Unterscheidung zwischen Frakturlinien und Furchen der meningealen Äste. Bei diesem Patienten ist die Diagnose der Fraktur leicht. Die röntgenologischen Charakteristika einer Frakturlinie des Schädeldaches sind folgende:
- die Aufhellung der Fraktur *(Pfeil)* ist stärker betont als die der vaskulären Furchen *(Pfeilspitzen),* wenn die Strahlen in der Achse der Fraktur an den drei Tabulae der Kalotte ausgerichtet sind;
- plötzliche Änderung der Tonalität mit fast vollständigem Verschwinden der Aufhellung, wenn der Strahlengang schief zur Fraktur wird; diese Aufhellung kann sich manchmal in einen linearen Schatten verwandeln, wenn die Ränder der Fraktur übereinandergreifen;
- plötzliche Richtungsänderung der Frakturlinie. Eine Teilung der Linie kann vorkommen, entspricht jedoch nie vaskulären Abzweigungen;
- abruptes Ende der Frakturlinie an einer Naht, die klaffen kann;
- regelmäßige oder unregelmäßige Breite der Aufhellung, aber kein progressives Abnehmen dieser Aufhellung, wie es bei den Furchen der A. meningea media der Fall ist;
- man muß bedenken, daß manche Frakturlinien unsichtbar sein können, wenn der Strahlengang sehr schief in bezug auf die Frakturachse ist;
- die Ränder der Fraktur sind scharf.

Die folgenden Schemata (**b–e**) fassen die verschiedenen Typen traumatischer Läsionen des Schädeldaches sowie das Entstehen des Röntgenbildes einer Frakturlinie zusammen.

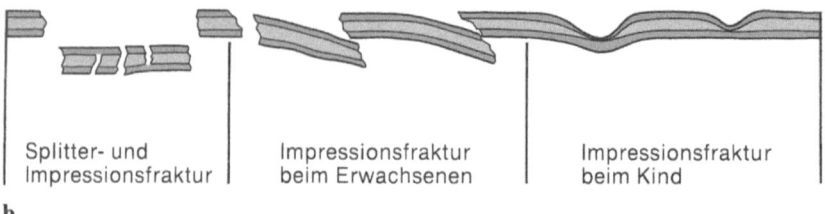

| Splitter- und Impressionsfraktur | Impressionsfraktur beim Erwachsenen | Impressionsfraktur beim Kind |

b

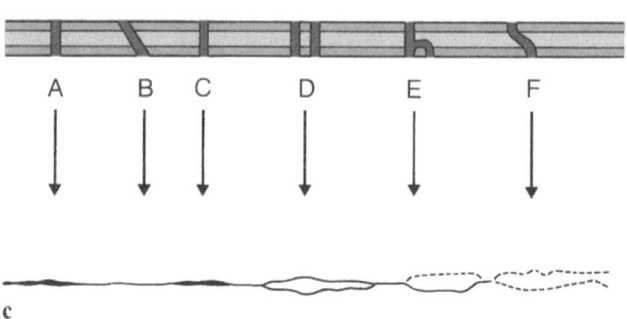

c

A, Der Röntgenstrahl geht durch die Frakturebene, so daß die Linie erhöhter Dichte klar erscheint; B, bei einer schrägen Frakturebene erscheint die Linie verengt und weniger klar; C, wie A; D, echte Doppelfraktur; E, partielle Doppelfraktur; F, scheinbare Doppelfraktur mit nur gering verminderter Dichte infolge einer ungleichmäßig schrägen Frakturlinie.

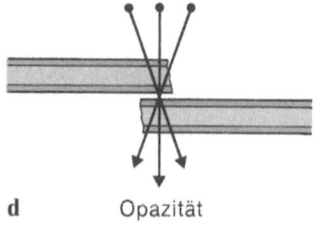

Die Frakturlinie ist von erhöhter Dichte, da die Knochenränder bei einer versetzten Fraktur überlappen.

d   Opazität

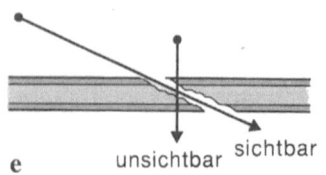

Die Frakturlinie wird nur dann sichtbar, wenn der Strahlengang parallel zur Frakturebene verläuft.

e   unsichtbar   sichtbar

Parasagittales parietales Meningiom bei einer 27jährigen Frau, die über einen einzigen epileptischen Anfall klagt.

35

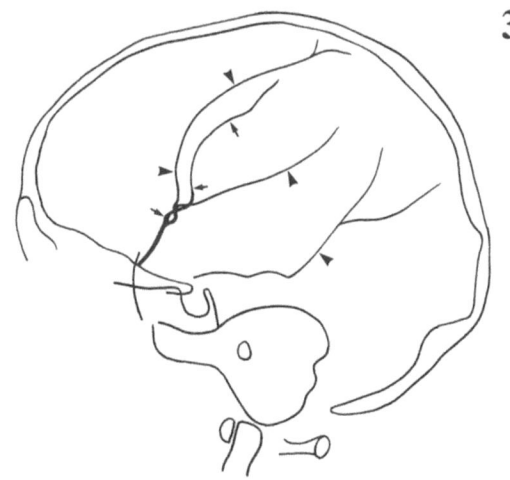

Es bestehen keine Veränderungen am Schädeldach. Die Furchen der Äste der A. meningea media sind bedeutend erweitert, insbesondere die vorderen. Die in der parasagittalen Gegend entwickelten Meningiome zeigen gewöhnlich eine zusätzliche Vaskularisierung durch den kontralateralen meningealen Pedikel. Dadurch erklärt sich die Verdoppelung der vorderen erweiterten Furchen der vorderen Äste der A. meningea media: homolaterale *(Pfeilspitzen)* und kontralaterale Äste *(Pfeile)*. (Siehe Abb. 7, 18–21, 33, 51, 53, 54, 65, 68, 71, 75, 103)

Entartete epidermoide Zyste.

36

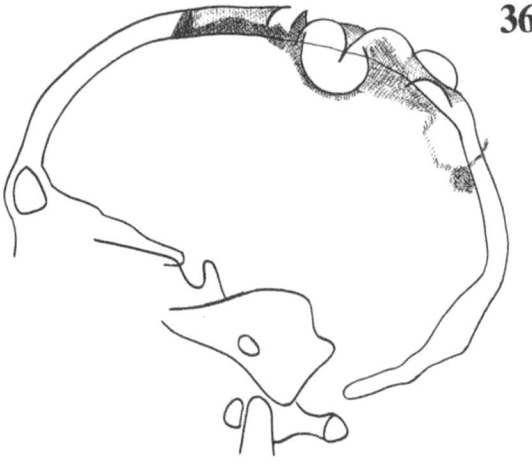

Am Schädeldach erkennt man sich in die parasagittale parietale Gegend ausstreckende polyzyklische Defekte. Die Konturen dieser Defekte sind meist sehr regelmäßig verdichtet.

Epidermoide Zysten des Schädeldaches (auch Cholesteatome oder dermoide Zysten genannt), sind gutartig bei 99% der Fälle. Jedoch kann das Hautgewebe (Oberhaut oder Lederhaut, je nachdem), das die Wand der Zyste bildet, ausnahmsweise bösartig werden. Bei diesem Patienten hatte sich der Tumor in die Dura mater und in das darunter liegende Hirn ausgedehnt und war unvollständig entfernt worden. (Siehe Abb. 30, 43, 44, 50)

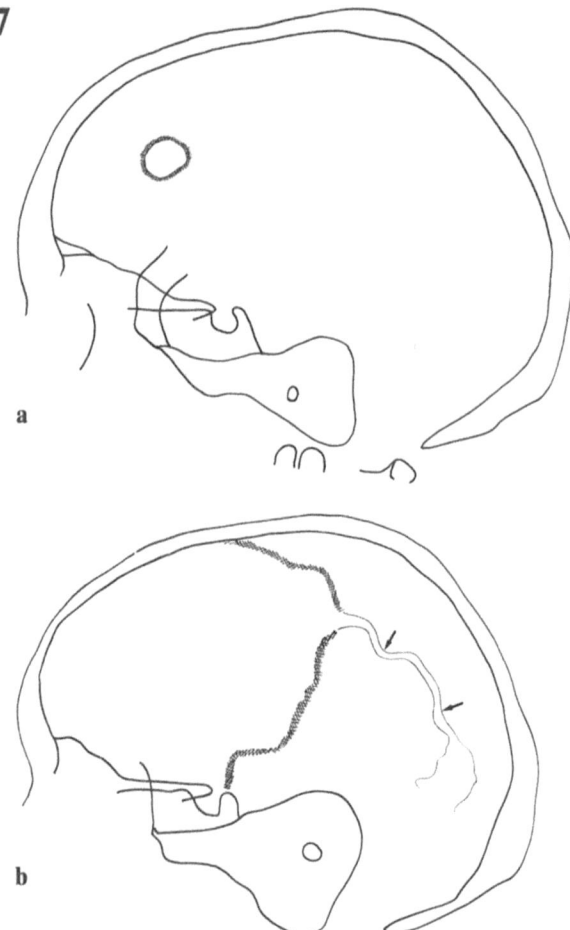

Einzelnes Plasmocytom.

a Auf der 1974 erstellten Röntgenaufnahme des Schädels nach einem leichten Trauma entdeckt man bei diesem 55jährigen Mann einen frontalen Defekt mit unscharfen Rändern. Röntgenologisch kann ein solcher Defekt sowohl auf ein eosinophiles Granulom deuten (obwohl diese viel häufiger bei jungen Patienten vorkommen) als auf eine bösartige Läsion, wie z. B. eine Metastase.

b Dieser Patient wird erst 7 Jahre später nach Auftreten eines Geschwulstes an der Kopfhaut (in der Frontalgegend) wieder geröntgt. Die Schädelaufnahme zeigt einen großen heterogenen fronto-parietalen Defekt mit unscharfen Konturen und eine breite diploische Drainagevene in der Parietalgegend *(Pfeile)*. Die anatomisch-pathologische Untersuchung ließ auf ein einzelnes Plasmocytom schließen.

Es entwickelt sich am Diploe, zerstört aber schnell die anderen Tabulae. Man darf nur dann von einzelnen Plasmocytomen sprechen, wenn sicher ist, daß es keine anderen Lokalisationen gibt. Diese einzelnen Plasmocytome befinden sich oft an den Wirbeln oder an den Alae ossis ilii, seltener am Schädeldach. Sie gehen gewöhnlich mit einer Dissemination innerhalb 2 Jahren einher, nur ausnahmsweise kann die Läsion 10 oder sogar 20 Jahre ruhen. (Siehe Abb. 32, 41)

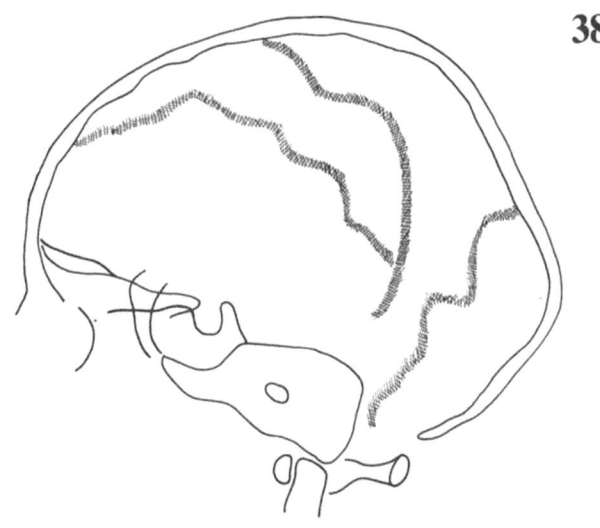

38

Osteoporosis circumscripta cranii (Schüller).

Die Osteoporosis circumscripta cranii ist das Anfangsstadium des Morbus Paget und entspricht der aktiven Zerstörung des Knochens des Schädeldaches. Diese beginnt gewöhnlich simultan und bilateral in den frontalen und in den okzipitalen Gegenden. Die Zerstörung kann leicht die Nähte überschreiten. In der parietalen Gegend findet man noch normalen Knochen. In einer zweiten Phase beginnt ein knöcherner Neubauprozeß. (Siehe Abb. 39, 40, 95)

39 Morbus Paget.

Nach dem zerstörenden Anfangsstadium der Osteoporosis circumscripta cranii beobachtet man einen Knochenumbau. Es zeigt sich eine sehr heterogene Osteokondensation des gesamten Schädels, mit einer markanten Erweiterung der Schädelkalotte und der Schädelbasis. An der Basis kommt es zu einer progressiven Einengung der verschiedenen Foramina und zu einer Lähmung der Hirnnerven. Andererseits ist der pagetoide Knochen weniger widerstandsfähig als der normale Knochen, so daß eine progressive basilare Impression entsteht (Abb. 95). Röntgenologisch werden diese Elemente in einem mehr oder weniger schweren Grad wiedergefunden. In diesem Falle beobachtet man die Verdickung des Schädeldaches und die unregelmäßig zerstreuten Osteokondensationsherde sowohl an der Kalotte als auch an der Basis, die dem Schädel ein „watteartiges" oder „flockenartiges" Aussehen geben. (Siehe Abb. 38, 40, 95)

40

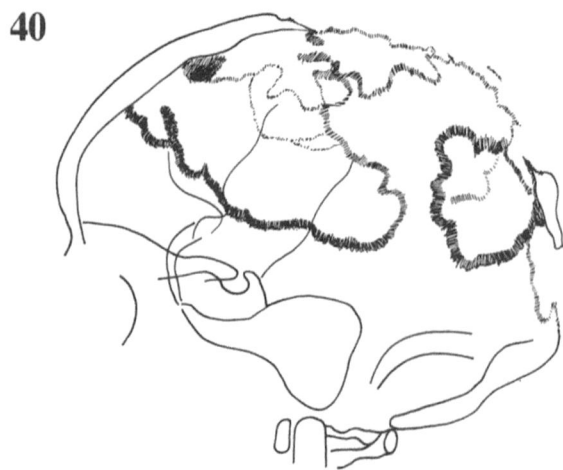

Osteoporosis circumscripta.

Ob es sich um eine Anfangsphase des Morbus Paget, wie im Fall Nr. 40, oder um eine späte Phase handelt, sieht man gewöhnlich an einer Hypertrophie der Äste der A. meningea media mit einer Erweiterung der entsprechenden Furchen. In der Tat ist der pagetoide Knochen stark vaskularisiert. (Siehe Abb. Abb. 38, 39, 95)

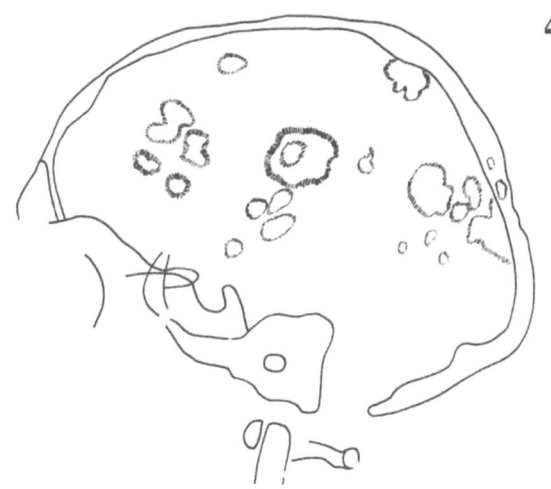

41

Multiples Myelom (Morbus Kahler).

Multiple, scharf abgegrenzte Defekte unterschiedlicher Größe in den drei Tabulae und unregelmäßige, nicht verdickte Konturen charakterisieren diese Krankheit. (Siehe Abb. 32, 37)

Cephalhämatom.

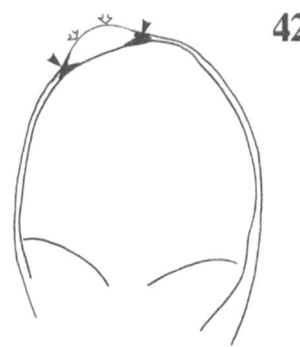

42

Das Cephalhämatom ist ein Bluterguß unter dem Periost, der meistens bei Neugeborenen nach einer Zangengeburt entsteht. Das Hämatom wird von den Nähten begrenzt. Man kann eine Reaktion des Periosts nach einigen Wochen Entwicklung beobachten *(Pfeilspitzen)*. Andererseits kommt es nach diesem Zeitraum zu einer linearen Verkalkung am äußeren Rand des Hämatoms *(Pfeile)*.

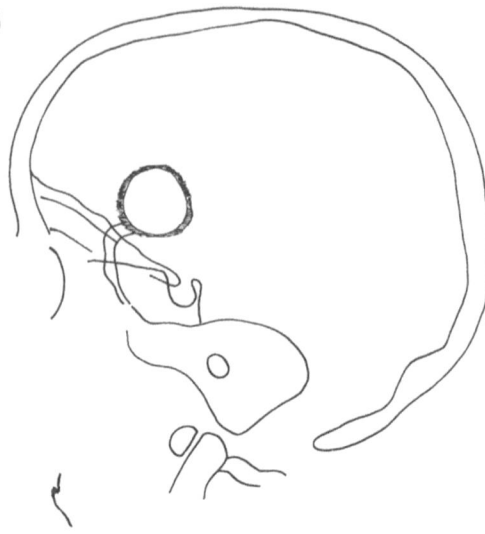

Epidermoide Zyste (oder Cholesteatom) am unteren Teil der Sutura coronalis.

Drei Charakteristiken erlauben die Wahrnehmung dieser epidermoiden Zysten des Schädeldaches:
- scharfe Konturen mit regelmäßiger leichter Osteokondensation;
- starke Aufhellung infolge des fetthaltigen Inhaltes;
- Lokalisierung an einer Naht. In der Tat befinden sich 50% dieser Zysten an einer Naht. (Siehe Abb. 30, 36, 44, 50)

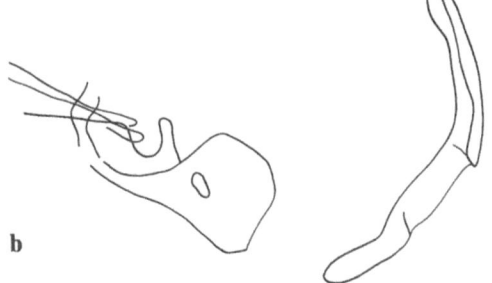

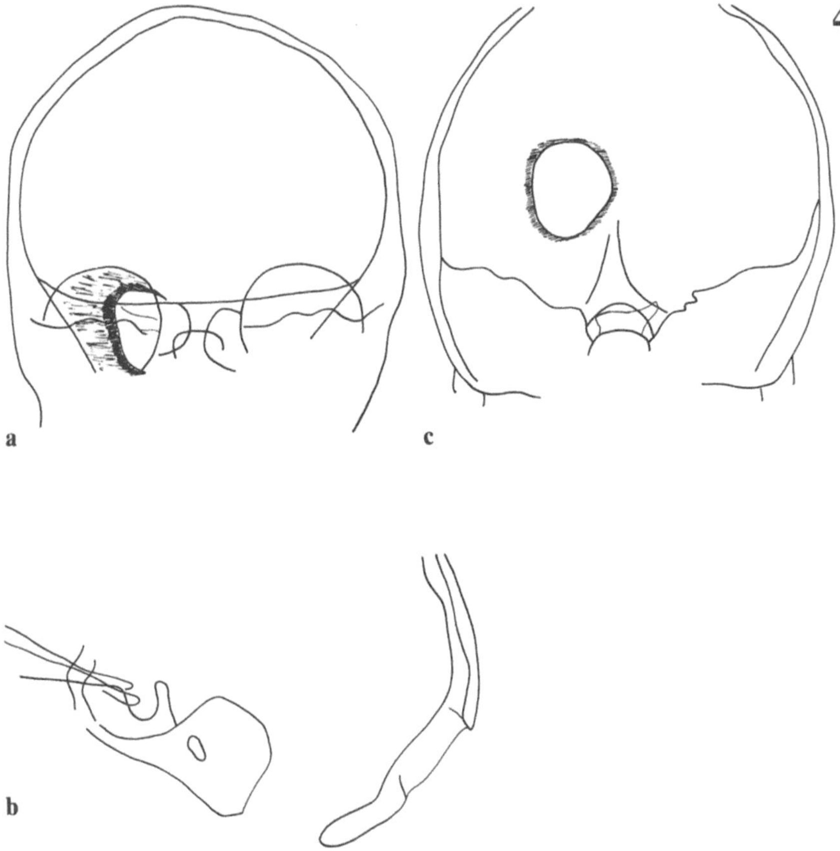

Rechte okzipitale Epidermoidzyste.
Die Frontalaufnahme (a) stellt die Epidermoidzyste als einen Defekt mit scharfen Rändern dar, der an die Spitze des Felsenbeines projiziert ist. Das Seitenbild (b) veranschaulicht die Erosion der drei Tabulae in der Okzipitalgegend.
Es ist jedoch die fronto-subokzipitale Einstellung (c), die zur besten Lokalisation führt und in erster Linie die Wahrnehmung der drei Charakteristiken der Epidermoidzysten erlaubt. (Siehe Abb. 36, 43, 44, 50)

45

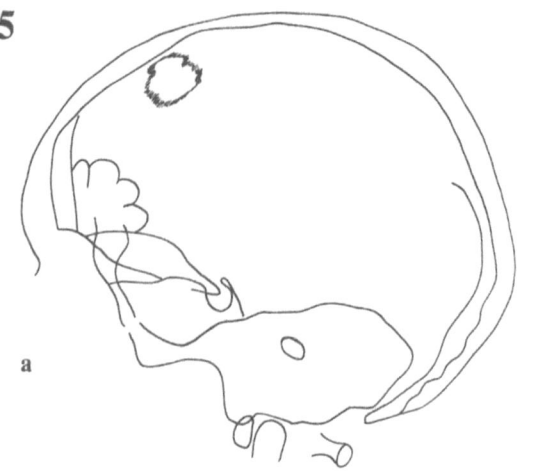
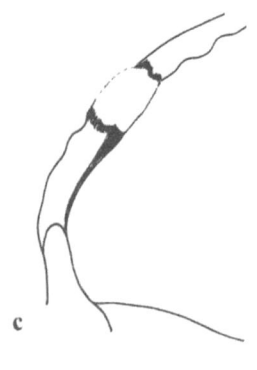
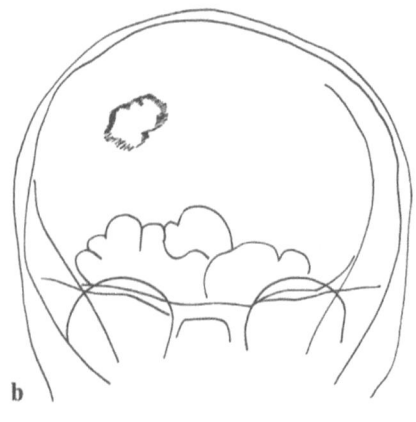

Frontales eosinophiles Granulom bei einem 23jährigen Mann. Dieses eosinophile Granulom trat infolge einer frontalen schmerzhaften Geschwulst in Erscheinung. Auf den Röntgenaufnahmen des Schädels erkennt man einen frontalen Defekt mit sehr unregelmäßigen Konturen ohne Verdichtung an der Peripherie. Die Schichtaufnahmen beweisen, daß alle drei Tabulae betroffen sind, der Ausgangspunkt jedoch diploisch ist.

Das eosinophile Granulom, der Morbus Hand-Schüller-Christian und der Morbus Letterer-Siwe bilden die Gruppe der Histiozytosen X. Das eosinophile Granulom tritt bevorzugt bei jungen Männern und Knaben auf. Die häufigste Lokalisation ist am Schädel. Andere Lokalisationen sind bekannt: Becken, Schulterblatt, lange Knochen und Wirbelsäule.

Anatomisch-pathologisch stellt man bei diesem Granulom histiozytenähnliche Zellen fest, zusammen mit gewöhnlichen Makrophagen, Lymphozyten, Plasmozyten, neutrophilen Granulozyten und hauptsächlich mit eosinophilen Granulozyten. Diese histiozytenähnlichen Zellen gleichen den Langerhans-Zellen, die sich von den Makrophagen dadurch unterscheiden, daß sie kaum phagozytäre Aktivität zeigen.

Diese Zellen werden im Knochenmark gebildet; daher ist der Knochen am stärksten betroffen. Die Histiozytose X kann als eine lokalisierte oder diffuse Hyperplasie der Langerhans-Zellen angesehen werden, die tumorinduziert oder reaktiv entstehen kann. Bis heute gibt es keine Argumente für die eine oder andere Hypothese (Amouroux et al. 1981).

Klinisch gesehen bewirkt das eosinophile Granulom Schmerzen, manchmal auch eine tastbare Geschwulst. An den langen Knochen kann das Granulom durch eine pathologische Fraktur entdeckt werden. Schwere Formen dieser Krankheit sind selten, wenn es sich um ein einzelnes, am Knochen lokalisiertes Granulom handelt. Biopsie und/ oder chirurgische Curettage sind notwendig. Von Radiotherapie wird abgeraten. Diffuse Formen können eine Chemotherapie erfordern.

Wenn auch das eosinophile Granulom, der Morbus Letterer-Siwe und der Morbus Hand-Schüller-Christian derselben anatomo-pathologischen Wesenheit angehören, so muß man sie doch voneinander unterscheiden, denn sie haben eine sehr verschiedene Symptomatologie und Prognose (Edeiken und Hodes 1973; Burger und Vogel 1976).

– *Der Morbus Letterer-Siwe* wird beobachtet vor dem 2. Lebensjahr und besteht aus einem hämorrhagischen Syndrom, einer Hepatosplenomegalie, aus Adenopathien und knöchernen Läsionen. Ein letaler Ausgang ist häufig. Corticoide können zu vorübergehenden Besserungen führen.

– *Der Morbus Hand-Schüller-Christian* entwickelt sich chronisch und kommt beim Kind, in der Jugend und beim jungen Erwachsenen vor. Die Symptomatologie besteht aus Diabetes insipidus, Exophtalmie, Wachstumsrückstand und knöchernen Läsionen (siehe Abb. 46). Die Exophtalmie ist mit einer Zerstörung der Augenhöhlenwände durch das pathologische Gewebe verbunden. Der Diabetes insipidus und der Wachstumsrückstand werden von der hypothalamischen Infiltration verursacht.

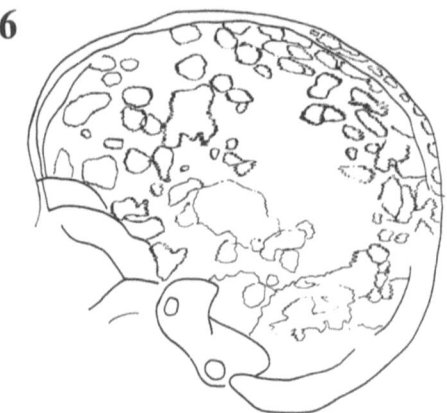

Morbus Hand-Schüller-Christian.
Man beachte die zahlreichen kraniellen Defekte ohne Osteokondensation in der Peripherie. Diese osteolytischen Läsionen betreffen auch das Basisphenoid. (Siehe Abb. 45)

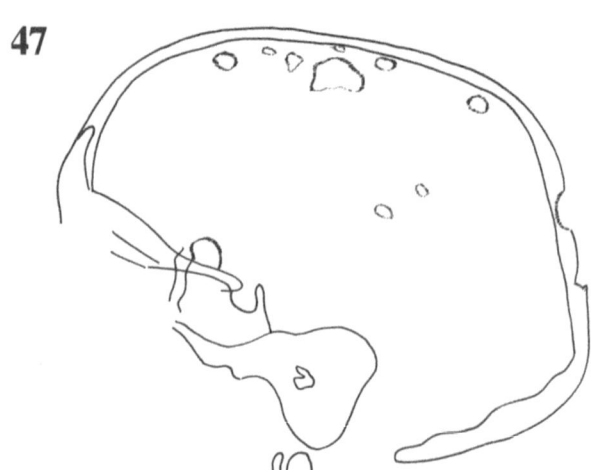

Multiple Metastasen bei Brustkrebs.
Die deutlichen Defekte mit unregelmäßigen Konturen sind identisch zu denen des Morbus Kahler. (Siehe Abb. 32, 37, 41)

48

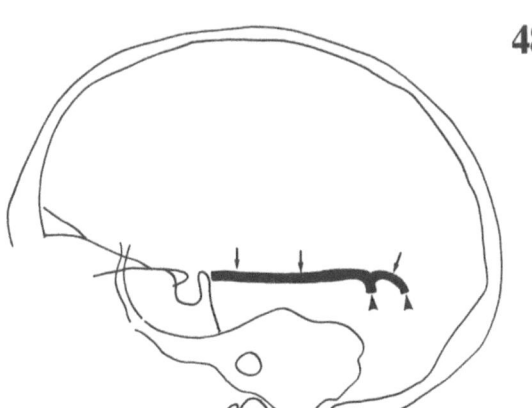

Arteriovenöse durale Mißbildung des Sinus transversum. Die markierte Erweiterung der Furche des hinteren Astes der A. meningea media *(Pfeile)* kennzeichnet die Beteiligung dieser Arterie an der Vaskularisation der Mißbildung. Das Fehlen von knöchernen Veränderungen an der Schädelkalotte und das abrupte Aufhören der Erweiterung der vaskulären Furche gegenüber dem Sinus transversum *(Pfeilspitzen)* deutet direkt auf eine vaskuläre Mißbildung hin. (Siehe Abb. 6, 9, 31)

49

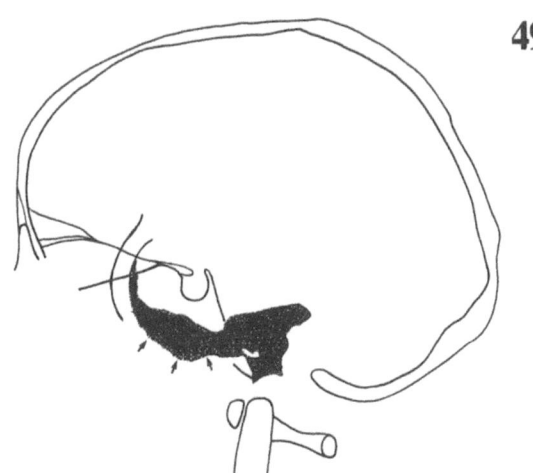

Osteokondensierende Metastase der Fossa temporalis. Der Boden der Fossa temporalis ist verdickt und stark osteokondensiert *(Pfeile)*. Ein solches Bild erinnert entweder an den Ansatz eines Meningioms oder an eine osteokondensierende Metastase oder an eine chronische Osteitis infolge einer Infektion des Mittelohres oder einer Nebenhöhlenentzündung der Schädelbasis.

50

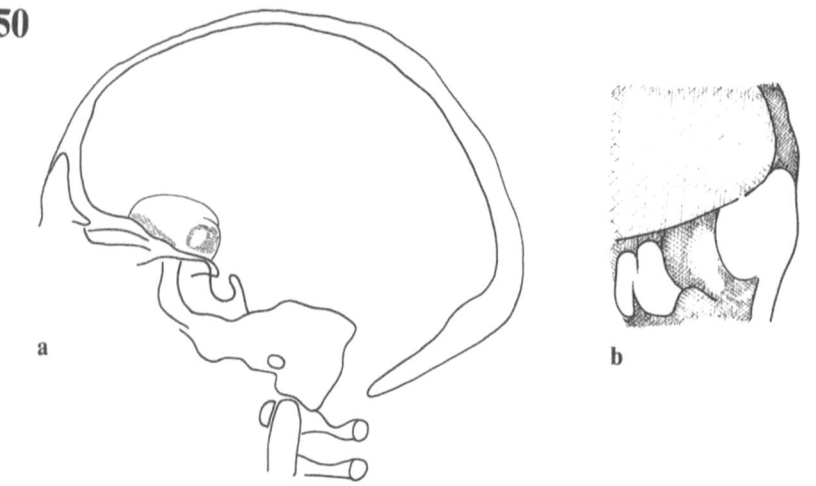

Epidermoidzyste (Cholesteatom) des Pterion.
Die markierte Aufhellung des Defektes deutet den mehr oder weniger fetthaltigen Inhalt des Tumores an. Man beachte den feinen dichten Rand, der die Läsion sehr genau begrenzt. (Siehe Abb. 30, 36, 43, 44)

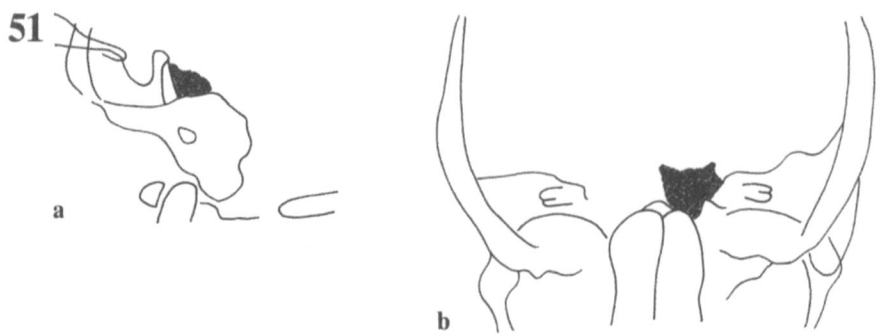

Verkalktes Meningiom des linken Kleinhirnbrückenwinkels.
Unter den drei häufigsten Geschwülsten des Kleinhirnbrückenwinkels (Neurinom, Meningiom und dermoide Zyste, in abnehmender Frequenz) findet man Verkalkungen nur bei den zwei letzteren. Diese Verkalkungen haben keinen spezifischen Charakter und sind gewöhnlich nodulär. Erst die Entdeckung einer Hyperostose am hinteren Teil des Felsenbeines führt zuar Diagnose eines Meningioms.

Verkalktes Aneurysma des Carotissiphon.
(Siehe Abb. 55, 64)

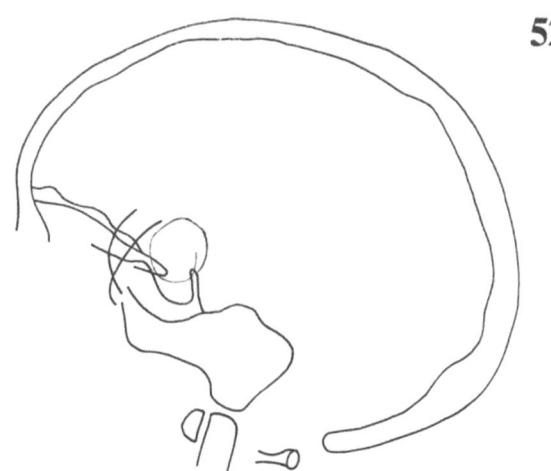

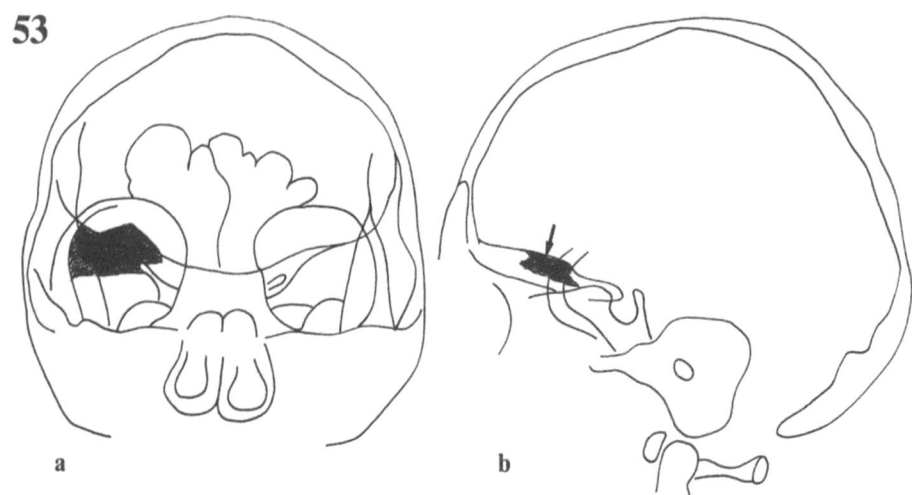

a b

Meningiom der Ala major und Ala minor ossis sphenoidalis rechts.

Die Meningiome des hinteren Randes der Ala minor ossis sphenoidalis gehören zu den häufigsten Meningiomen der Schädelbasis. Sie sind nur sehr selten verkalkt, jedoch beobachtet man häufig an ihrem Ansatz eine Hyperostose. Diese Hyperostose auf der Ala minor erkennt man zwar auf der Seitenaufnahme, aber deutlicher noch auf der Frontalaufnahme. In diesem Fall streckt sich die Hyperostose bis in den oberen Teil der Ala major ossis sphenoidalis.

Sobald die Hyperostose auf dem Frontalbild deutlich wahrgenommen ist, kann man die genaue Topographie des Meningioms feststellen, d. h. die interne, mittlere oder externe Varietät (auch Meningiom des Pterions genannt). In diesem Fall handelt es sich um einen mittleren und externen Ansatz.

Auf dem Lateralbild ist die Hyperostose schwer erkennbar, da das Planum sphenoidale normal erscheint, der Winkel jedoch zwischen Orbitadächern und Planum sphenoidale seine normale Aufhellung verliert und durch den Schatten der Hyperostose ersetzt wird *(Pfeile)*. (Siehe Abb. 54)

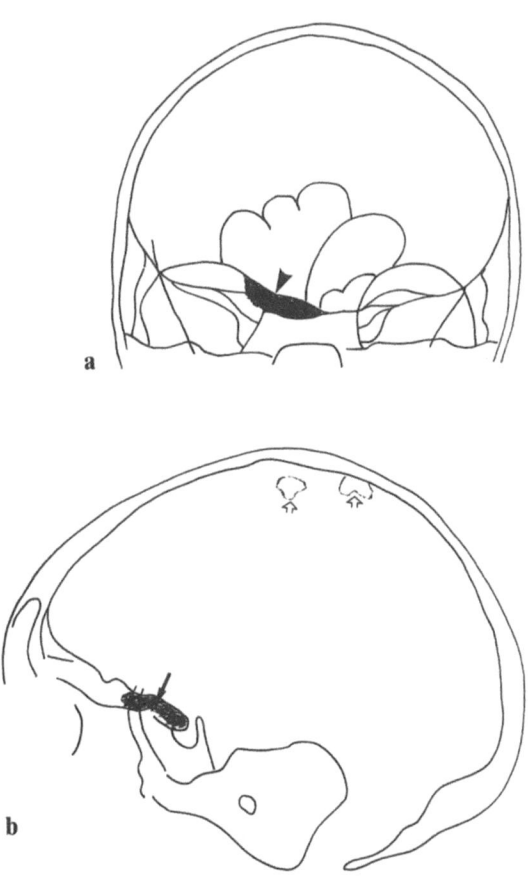

Meningiom des lateralen Teiles des Planums und des innersten Teiles der Ala minor ossis sphenoidalis und des Processus clinoideus anterior.

Im Lateralbild (**a**) erscheint das Planum sphenoidale normal, aber der Winkel zwischen den Orbitadächern und dem Planum ist von einem Schatten bedeckt *(Pfeil)*, welcher der Verdickung des externen Teils des Planums und des internen Teils der Ala minor *(Pfeilspitze)* entspricht, was durch das Frontalbild (**b**) bestätigt wird.

Die parietalen Defekte *(offene Pfeile)* entsprechen diploischen Venen. Das wird durch das Vorhandensein einer Vene in einem dieser Defekte bewiesen. (Siehe Abb. 53)

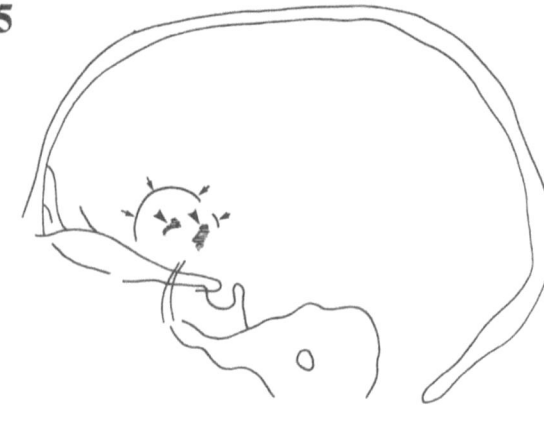

55 Verkalktes Aneurysma des Carotissiphon.

Die feinen linearen Verkalkungen *(Pfeile)* entsprechen den parietalen und begrenzen sehr genau die vaskuläre Fehlbildung. Die nodulären Verkalkungen in der Fehlbildung *(Pfeilspitzen)* kennzeichnen die Kalkablagerungen der intraaneurysmalen Thrombi. (Siehe Abb. 52, 64)

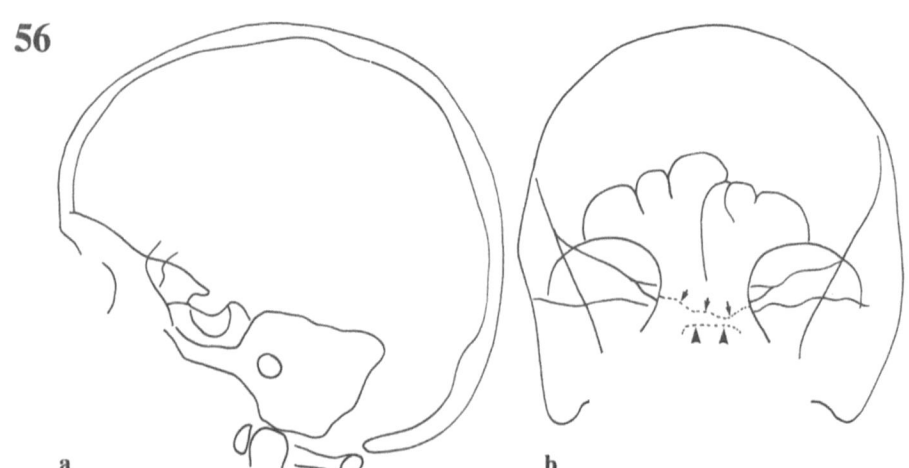

56

Intrakranielle Drucksteigerung in Zusammenhang mit einem Gliom.

Auf dem Seitenbild (**a**) ist das Dorsum sellae total demineralisiert sowie der Sellaboden, der Sulcus prechiasmatis und das Planum sphenoidale.

Auf dem Frontalbild (**b**) ist das Planum sphenoidale *(Pfeile)* und der Sellaboden *(Pfeilspitzen)* ganz verwischt.

Der chirurgische Eingriff bestätigt eine tumorale Extension in die Dura mater des vorderen und mittleren Teiles der Schädelbasis. Dadurch wird die Senkung des vollständig demineralisierten Planum sphenoidale erklärt *(Pfeile)*. (Siehe Abb. 20, 60, 68, 89, 90)

Mikroprolaktinom.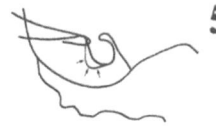
Prolaktinome und Wachstumhormonadenome entwickeln sich gewöhnlich im anterolateralen Teil der Hypophyse. In einem ersten Stadium, wenn diese Adenome einen Durchmesser von weniger als 4 mm haben, ist die Röntgennativaufnahme normal und nur die Computertomographie kann sie darstellen. Bei 4 und 6 mm Durchmesser bewirkt das Adenom eine streng lokalisierte Arrosion des anterolateralen Teiles des Sellabodens. Auch da ist die Computertomographie unentbehrlich zur Demonstration. Über 6 mm Durchmesser verschiebt das Adenom den Sellaboden nach unten und bewirkt eine Doppelkonturierung auf dem Lateralbild *(Pfeile)*. Der gesenkte Boden ist demineralisiert, während die kontralaterale Hälfte normal mineralisiert erscheint, also dicker und dichter. Dieser semiologische Charakter erlaubt es, eine pathologische Verdoppelung von einer physiologischen (Asymmetrie der Pneumatisation des Sinus sphenoidalis, schlechte Seiteneinstellung) zu unterscheiden.

Man muß bemerken, daß etwa 80% der Prolaktinome eine anterolaterale Entwicklung zeigen, etwa 20% eine posterolaterale in der Antehypophyse. Ähnliche röntgenologische Veränderungen findet man am hinteren Teil der Sella turcica. (Siehe Abb. 74)

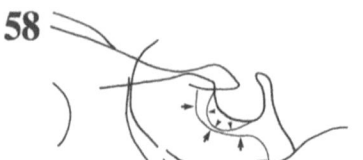

Wachstumhormonadenom.

Die Wachstumshormonadenome bei Akromegalie haben fast immer eine anterolaterale Entwicklung und besitzen daher eine sehr ähnliche röntgenologische Semiologie wie die der Prolaktinome. Man beachte jedoch die Assoziation mit einem spitzigen Tuberculum sellae und knöchernen Veränderungen am Schädeldach und an den Sinus der Schädelbasis (siehe auch Abb. 61).

In diesem Fall muß man die anterolaterale Doppelkonturierung des Sellabodens *(Pfeilspitzen)* vom Sulcus caroticus *(Pfeile)* unterscheiden. Letzterer ist leicht erkennbar, da er ein umgekehrtes „S" bildet.

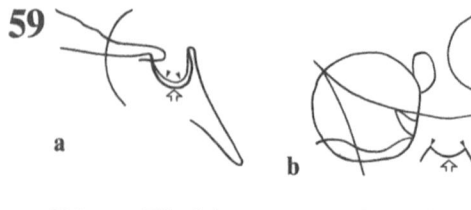

Leere Sella turcica.

Die „leere" Sella turcica entspricht der Extension der Cisterna optochiasmatis in die Fossa hypophysialis. Dieses Eindringen entsteht bei kongenital fehlendem Diaphragma sellae, was bei 25% der Menschen vorkommt. Der Druck des Liquor cerebrospinalis verlagert progressiv die Hypophyse nach unten und hinten und so gegen die vordere Seite des Dorsum sellae. Klinische Zeichen gibt es nur selten, allenfalls Kopfschmerzen und Fettleibigkeit. Seltener sind es Zeichen einer antehypophysären Insuffizienz, Sehstörungen oder Nasenausfluß.

Röntgenologisch kann die Sella turcica in ihrem senkrechten Durchmesser erweitert erscheinen. Auf dem Seitenbild (**a**) wird eine Doppelkonturierung des Sellabodens wahrgenommen, mit einer unteren unbeschädigten, manchmal sogar verdickten Corticalis *(offene Pfeile)*. Auf dem Frontalbild (**b**) erkennt man die klassische mediale und symmetrische Exkavation des Sellabodens. Die schüsselförmige Corticalis des Sellabodens ist verdickt. Auf der Lateralaufnahme (**a**) entspricht die obere Corticalis des Sellabodens *(Pfeilspitzen)* dem lateralen, nicht deformierten Teil des Sellabodens.

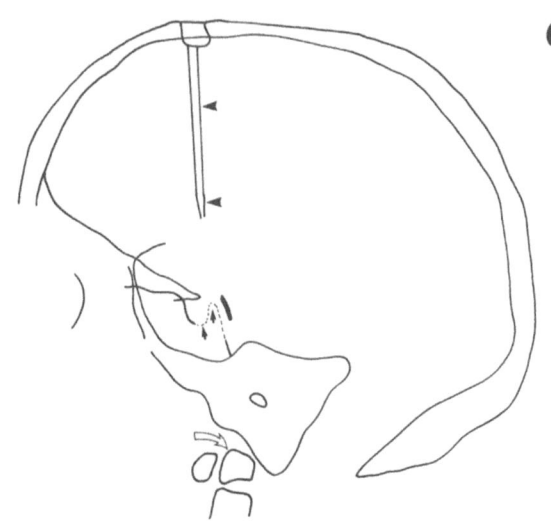

Chronische intrakranielle Drucksteigerung.

Dieser 50jährige Mann klagte seit mehreren Monaten über Kopfschmerzen, und eine plötzliche Lähmung des linken III. Hirnnervs trat ein. Bei den Untersuchungen wurde ein großes Meningiom am Foramen Pacchionii festgestellt, zusammen mit einem sustentoriellen Hydrozephalus. Auf dieser Lateralaufnahme ist die chronische intrakranielle Drucksteigerung durch eine starke Demineralisation des Dorsum sellae und des hinteren Teiles des Sellabodens gekennzeichnet *(Pfeile)*. Man beachte, daß die verkalkten Ligamenta clinopetrosa nicht betroffen sind. Diese Ligamente darf man nicht mit dem Dorsum sellae, falls es zerstört ist, verwechseln. Die chronische intrakranielle Drucksteigerung beim Erwachsenen bewirkt im Anfangsstadium eine Demineralisation der Corticalis der vorderen Seite des Dorsum sellae. Diese Demineralisation zieht dann in den Sellaboden und in die praeselläre Gegend. Letztere kann auch zuerst betroffen sein. Eine Demineralisation des Dorsum sellae kann schwer zu interpretieren sein bei älteren Patienten mit Osteoporose, bei Alkoholikern oder Menschen mit erhöhtem Blutdruck. Diese Erkrankungen bewirken eine Demineralisation der Sella turcica, die sehr gut eine chronische intrakranielle Drucksteigerung vortäuschen kann. Die röntgenologischen Veränderungen müssen immer auf den klinischen Hintergrund zurückgeführt werden.

Man erkennt die Valva *(Pfeilspitzen)* der Shuntoperation, die dringend vorgenommen werden mußte. Man beachte auch das Odontoideum mobile *(offener Pfeil)*. (Siehe Abb. 20, 56, 68, 89, 90)

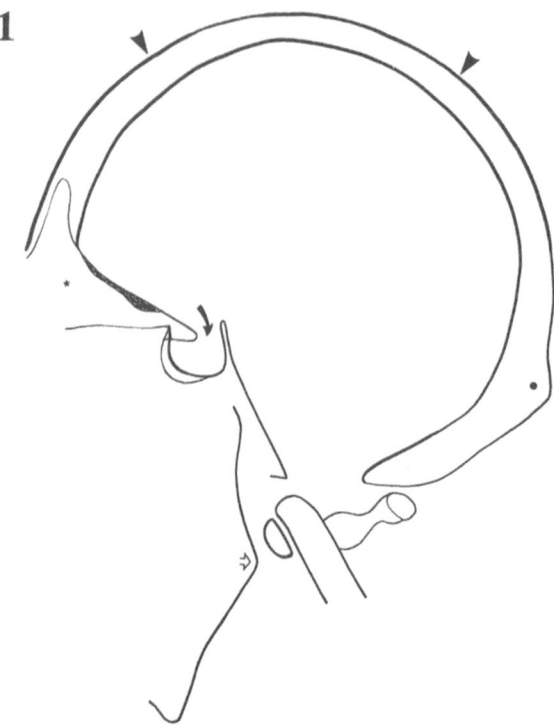

Akromegalie.

Auf dem Seitenbild des Schädels erkennt man einerseits eine stark erweiterte Sella turcica mit Doppelkonturierung des Sellabodens *(runder Pfeil)* und andererseits Zeichen von Akromegalie am Schädel: Hypertrophie der Stirnhöhle (Stern), Verdickung der Schädelkalotte *(Pfeilspitzen)*, Hypertrophie der Protuberantia occipitalis externa *(schwarzer Punkt)* und schließlich Prognatismus mit Öffnung des Angulus mandibulae *(offener Pfeil)*.

Man muß jedoch bemerken, daß wegen den immer frühzeitigeren klinischen und biologischen Diagnosen von Wachstumshormonadenomen die röntgenologischen Veränderungen der Höhlen der Schädelbasis und der Schädelkalotte immer weniger vorkommen (in weniger als 50% der Fälle).

Kraniopharyngiom.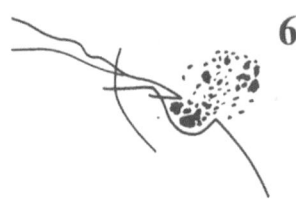

Kraniopharyngiome sind suprasellär lokalisiert in 90% der Fälle und intrasellär in 10% der Fälle. Man findet diese Tumoren hauptsächlich vor dem 20. Lebensjahr und sie sind in 90% der Fälle verkalkt. Diese Verkalkungen können nodulär oder linear sein. Letztere entsprechen gewöhnlich den parietalen Verkalkungen einer tumoralen Zyste. Manchmal sind diese Verkalkungen diskret und nur durch einen supra- oder retroselläres Nodulus erkennbar.

Zu diesen Verkalkungen kommen auch morphologische Veränderungen der Sellagegend: Arrosion oder totale Zerstörung des Dorsum sellae, mediale Vertiefung des Sellabodens und Vertikalisation des Sulcus prechiasmatis; all diese elementaren Anomalien geben der Sellagegend ein vergrößertes Aussehen. (Siehe Abb. 66)

Supraselläre Epidermoidzyste.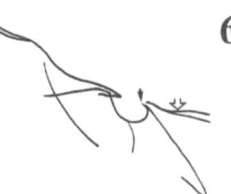

Supraselläre Lokalisationen der Dermoidzysten sind klassisch. Die röntgenologischen Veränderungen sind unspezifisch, wie bei jedem sprasellären Tumor, d. h. Arrosion des oberen Teiles des Dorsum sellae *(schwarzer Pfeil),* manchmal mit einer Vertikalisation des Sulcus prechiasmatis vergesellschaftet. Verwischung des Tuberculum sellae, mediale Senkung des Sellabodens, bisweilen mit Arrosion des inneren Teils der Processus clinoidei anteriores (siehe Tabelle 1). Man beachte in diesem Falle eine Arrosion des oberen Teiles des Dorsum sellae *(schwarzer Pfeil).*

Die retrosellären Verkalkungen entsprechen denen der Ligamenta clinopetrose *(offener Pfeil).*

Tabelle 1. Radiodiagnostik intrasellärer und suprasellärer expansiver Läsionen

Lokalisation	Modifikationen im Röntgenbild	
	Intrasellär	Suprasellär
Sellaboden	++++	++
Dorsum sellae	++	+++
Tuberculum sellae	+	+++
Augengrube	−	+++
Processus clinoidei anteriores	+++	+
Kalzifikationen	+	++++

64 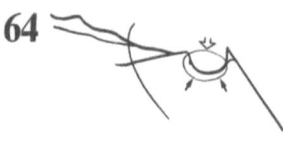 Intrakavernöses Aneurysma.
Die Sella turcica ist nicht verändert, aber es bestehen lineare bogenförmige Verkalkungen, die die vaskuläre Mißbildung ganz begrenzen *(Pfeile)*. (Siehe Abb. 52, 55)

65 Meningiom des Planum sphenoidale.
Man beachte die unregelmäßige Hyperostose, die mit einem „blistering" vergesellschaftet ist. (Siehe Abb. 54, 68, 103)

66 Intraselläres Kraniopharyngiom.
Die Sella turcica ist mittelmäßig erweitert und das Dorsum sellae ist verdünnt. Eine intraselläre Verkalkung zieht bis in die supraselläre Gegend. (Siehe Abb. 62)

67 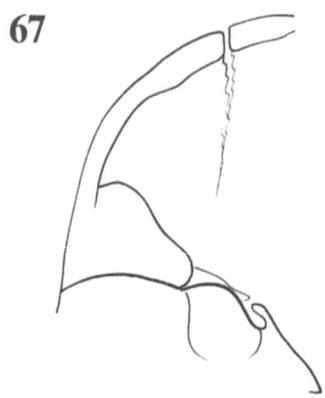 Psychomotorischer Rückstand.
Bei diesem jungen Mann ist der psychomotorische Rückstand mit einer zerebralen Unterentwicklung verbunden. Es besteht tatsächlich eine Mikrozephalie, denn das Neurocranium scheint kleiner im Vergleich mit dem Gesichtsschädel. Andererseits sind keine physiologischen Impressiones digitatae sichtbar, was auf eine frühzeitige Unterbrechung der zerebralen Entwicklung deutet. Die drei kraniellen Tabulae sind verdickt. Die Sinus der Schädelbasis sind hypertroph. Das Planum sphenoidale befindet sich in einer sehr hohen Stellung. Dieses Planum zeigt zusätzlich ein markantes „blistering". Die Anomalien der vorderen und mittleren Schädelgrube sind eine Folge des Entwicklungsmangels des vorderen Teiles der zerebralen Strukturen.

Meningiom des Planum sphenoidale.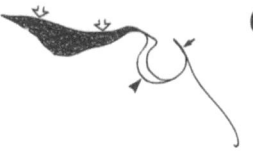
Die starke Hyperostose des Planum sphenoidale entspricht der Ansatzzone des Meningioms *(offene Pfeile)*. Man beachte, daß kein „blistering" vorhanden ist. Andererseits bestehen wichtige Veränderungen an der Sella turcica mit Verdünnung des Dorsum sellae *(Pfeil)* und Demineralisation des Sellabodens *(Pfeilspitze)*. Die letztgenannten Veränderungen kennzeichnen die chronische ernsthafte intrakranielle Drucksteigerung. (Siehe Abb. 54, 103)

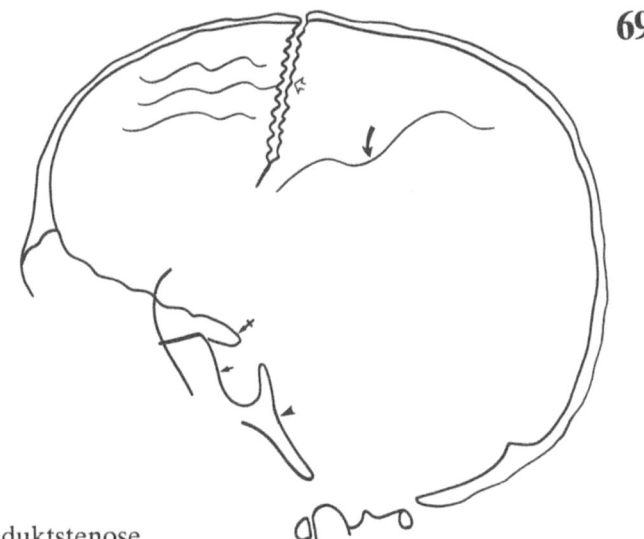

Kongenitale Aquäduktstenose.

In mehr als 50% der Fälle kann eine kongenitale Aquäduktstenose auf den Schädelaufnahmen diagnostiziert oder zumindest angedeutet werden. Diese oft unvollständige Stenose bewirkt progressiv einen sustentoriellen triventrikulären Hydrozephalus, der nach und nach Schädeldach und -basis verändert.

Hydrozephalien werden häufig gut ertragen und dekompensieren nur bei jungen Erwachsenen oder Jugendlichen. Diese Kompensationsstörung tritt gewöhnlich anläßlich eines leichten Schädeltraumas oder einer Infektion ein. Die Symptomatologie ist verschieden: Verhaltensstörungen wie bei einem frontalen Syndrom, Geistesverwirrung, Kopfschmerzen, Störungen der inneren Sekretion oder Sehstörungen. Die beiden letzteren klinischen Äußerungen hängen von der Erweiterung des III. Ventrikels ab, der das Chiasma und die Hypophyse komprimiert.

Auf dem Lateralbild beruht die Diagnose auf folgenden Elementen:
- Makrokranie;
- Klaffen der Sutura coronalis *(offener Pfeil)*;
- Steigerung der Impressiones digitatae *(runder Pfeil)*;
- Veränderungen in der Sellagegend infolge der Erweiterung des III. Ventrikels: Amputation des Dorsum sellae, Vertikalisation des Sulcus prechiasmatis und Verwischung des Tuberculum sellae *(schwarzer Pfeil)*, Erweiterung der Processus clinoidei anteriores *(gekreuzter Pfeil)* und „scalloping" des Clivus *(Pfeilspitze)*.

Unter den üblichen röntgenologischen Veränderungen finden sich die Anomalien der Sellagegend zuerst; wenn sie vereinzelt auftreten, sind sie selbstverständlich nicht von den Veränderungen durch einen suprasellären Tumor zu unterscheiden; sobald weitere Zeichen auftreten, wird die Diagnose leichter. (Siehe Abb. 70, 87; Tabelle 5)

70

Kongenitale Aquäduktstenose.

Eine Aquäduktstenose wurde bei diesem 45jährigen Patienten vermutet aufgrund des Erscheinungsbildes der Sellagegend auf der Schädelaufnahme, die im Rahmen einer Untersuchung wegen Kopfschmerzen vorgenommen wurde.
Obwohl die Sella turcica nur wenig verändert ist (diskrete Amputation und Arrosion des Dorsum sellae), so zeigen sich wichtige Veränderungen in der presellären Gegend mit einer Verdünnung und einer Verlagerung des Planum sphenoidale nach unten; hier besteht ein echtes „scalloping" *(Pfeile)*. Diese Veränderungen folgen dem Druck der stark erweiterten Seitenventrikel auf die vordere und mittlere Schädelgrube. (Siehe Abb. 69, 87; Tabelle 5)

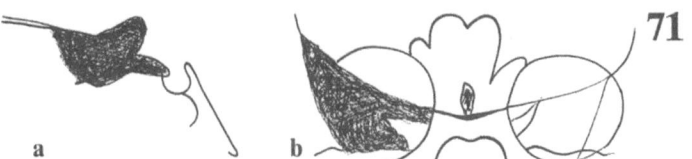

Meningiom „en plaque".

Das Meningiom „en plaque" befindet sich an der rechten Ala minor und Ala major. Röntgenologisch beobachtet man eine homogene Osteokondensation, die der tumoralen Infiltration entspricht.

Die Meningiome „en plaque" sind besonders an der Ala major oder Ala minor ossis sphenoidalis lokalisiert. Eine Heilung kann nur durch vollständige Entfernung des tumoral infiltrierten Knochens erhofft werden, was jedoch schwierig oder gar unmöglich ist. Die Osteokondensation des Meningioms „en plaque" muß von der reaktiven Hyperostose am Ansatz des meningealen Tumors unterschieden werden; hier wird der Knochen nicht vom Meningiom betroffen. Im Falle eines Meningioms „en plaque" sind nur die knöchernen Strukturen betroffen; es besteht jedoch kein intrakranieller meningealer Tumor. (Siehe Abb. 7, 18–21, 33, 35, 51, 53, 54, 65, 68, 71, 75, 103)

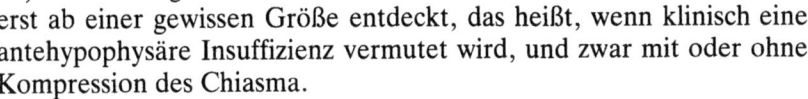

Chromophobes Adenom.

Die chromophoben oder „nichtsezernierenden" Adenome (hormoninaktiv) werden gewöhnlich erst ab einer gewissen Größe entdeckt, das heißt, wenn klinisch eine antehypophysäre Insuffizienz vermutet wird, und zwar mit oder ohne Kompression des Chiasma.

Die Sella turcica ist deutlich erweitert; Sellaboden und Dorsum sind demineralisiert (**a**). Auf der Frontalaufnahme (**b**) erkennt man gewöhnlich eine laterale Exkavation des Bodens *(Pfeil)*, bedingt durch die laterale Entwicklung dieser Hypophysenadenome. Die laterale Exkavation erklärt die Doppelkonturierung des Sellabodens *(Pfeile)* auf dem Lateralbild (**a**).

73

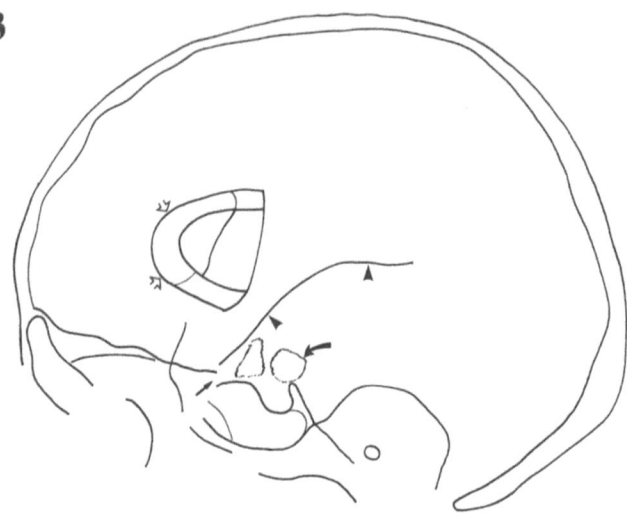

Fraktur des Planum sphenoidale.

Ein Fehlen der normalen Aufhellung eines Sinus der Schädelbasis nach einem Schädeltrauma sollte stets die Suche nach einer Fraktur der Wand des lichtundurchlässigen Sinus veranlassen.

Im vorliegenden Fall ist die Fraktur gut sichtbar *(schwarzer Pfeil)*; eine temporo-parietale Fraktur *(Pfeilspitzen)* ist assoziiert. Die Verbindung zwischen der Höhle und dem Subarachnoidalraum bewirkt eine Pneumozephalie mit Luft in den Frontalhörnern der Seitenventrikel *(offene Pfeile)* und in der Cisterna opto-chiasmatis.

Die Heilung der Planumfrakturen verläuft in der Regel progressiv, mit Bildung einer unregelmäßigen Hyperostose des Planums (gelegentlich verbunden mit „blistering"). Bevor man eine solche Anomalie des Planums oder die Möglichkeit eines Meningioms in Betracht zieht, muß die Möglichkeit einer alten Fraktur des Planums durch eine gründliche Unterhaltung mit dem Patienten ausgeschaltet werden. (Siehe Abb. 54, 68, 103)

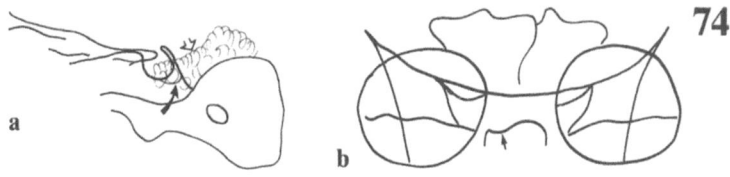

Posterolaterales intraselläres Mikroprolaktinom, rechts. Im Seitenbild (**a**) kann die Wahrnehmung einer Doppelkonturierung des posterolateralen Teiles des Sellabodens sehr schwierig sein *(runder Pfeil)*, besonders wenn eine reiche Pneumatisierung der Mastoidzellen besteht *(offener Pfeil)*. Das Frontalbild (**b**) erlaubt jedoch normalerweise die Erkennung einer lateralen Senkung des Sellabodens *(Pfeil)*. (Siehe Abb. 57)

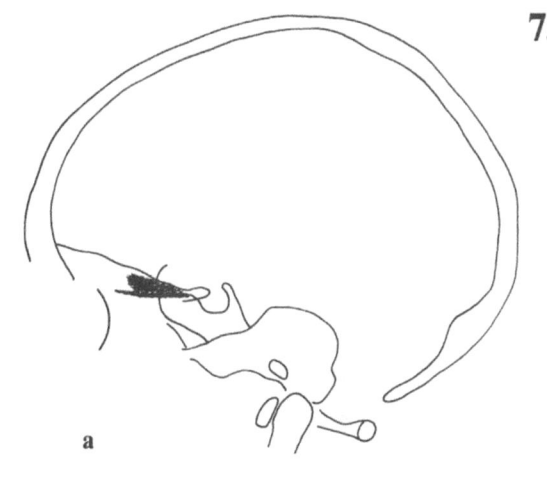

Meningiom des Planum sphenoidale.

Das Seitenbild (**a**) zeigt nur geringe Veränderungen mit einer diskreten Hyperostose des Planums ohne „blistering". Erst auf dem Frontalbild (**b**) wird die starke Verdickung des rechten paramedialen Teils des Planum sphenoidale *(Pfeile)* deutlich. (Siehe Abb. 54, 68, 103)

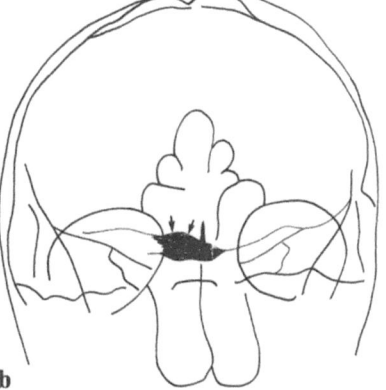

76 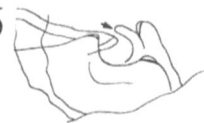 Intrasellärer Dorn.

Die zufällige Entdeckung eines intrasellären knöchernen Dornes kommt unter 5000 Röntgenaufnahmen des Schädels einmal vor. Dieser Dorn sitzt mitten auf dem inneren Teil des Dorsum sellae, zieht nach oben und vorn und endet in der Mitte der Sella turcica *(Pfeil)*. Das Seitenbild (**a**) genügt in der Regel, um solch einen knöchernen Dorn wahrzunehmen. Eine sagittale mediale Schichtaufnahme (**b**) erlaubt es mit Sicherheit, die mediale Topographie festzustellen (Dietemann et al. 1981, 1983).

77

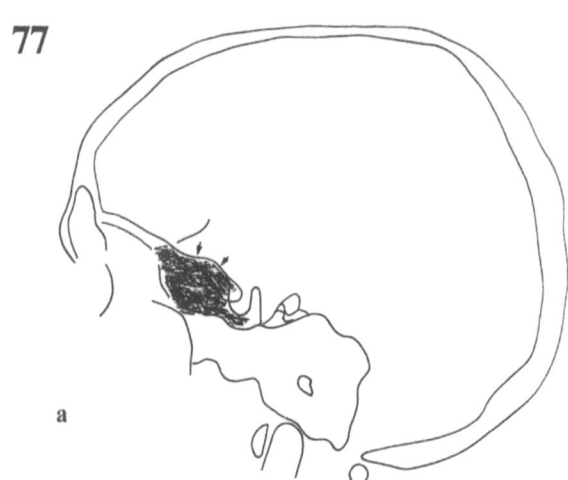

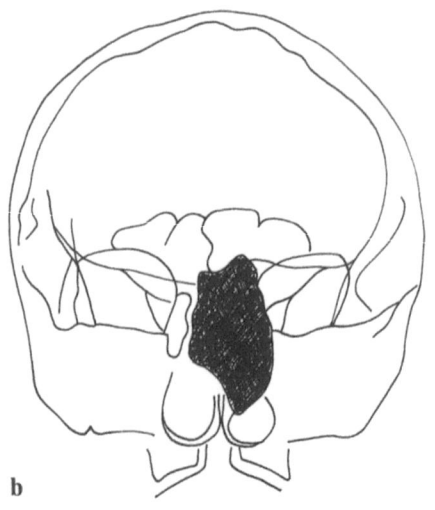

Sphenoethmoidales Osteom links.

Auf dem Seitenbild (**a**) erkennt man einen markanten Schatten im Sinus ethmoidalis und sphenoidalis. Man beachte gleichzeitig ein „blistering" des Planum *(Pfeile)*.

Auf dem Frontalbild (**b**) erstreckt sich das Osteom bis in die Nasenhöhlen.

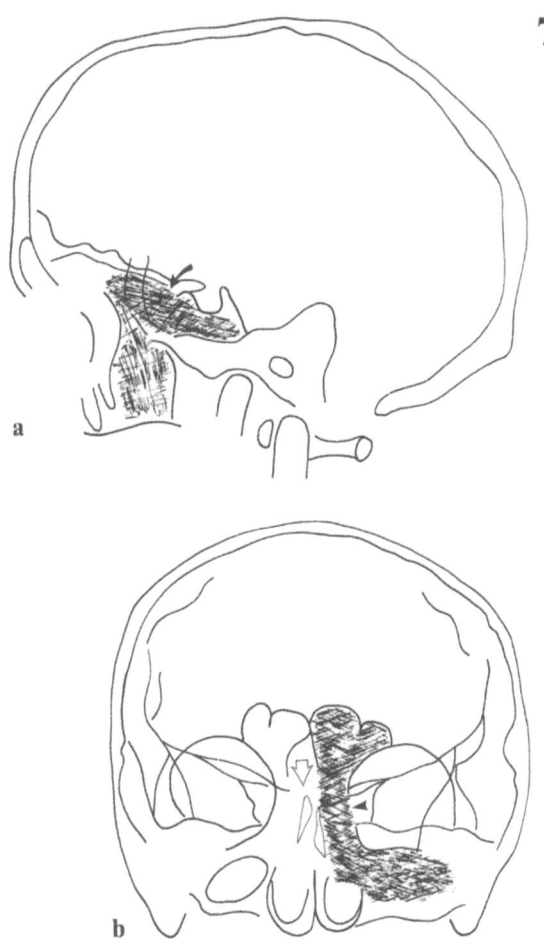

Zylinderepithel der linken Siebbeinhöhle. Auf dem Seitenbild (**a**) ist ein Schatten des Sinus maxillaris, der Siebbeinhöhlen und der Keilbeinhöhle sichtbar *(Pfeile)*. Das Planum ist infolge einer Extension in die mittlere und vordere Schädelgrube zerstört. (Der chirurgische Eingriff bestätigte die Infiltration der Dura mater durch den neoplastischen Prozeß.)
Auf dem Frontalbild (**b**) zeigt sich ein Schatten der gesamten linken Höhlen, womit sich die Zerstörung des Planum sphenoidale bestätigt *(offener Pfeil)*. In dieser Einstellung kann man zusätzlich eine Zerstörung der inneren Wand der linken Orbita beobachten *(Pfeilspitze)*, entsprechend der Extension des Tumors in die Orbita. Dieser Patient klagte über eine Lähmung des linken VI. Hirnnervs und über Exophtalmie.

79 Pharyngeales Grübchen.

Das pharyngeale Grübchen ist eine anatomische Variante der exokranialen Seite des Basioccipitale. Man findet es bei 2% der Menschen. Es wird durch einen runden Defekt in der Mitte des Clivus bei der Einstellung nach Hirtz (**a**) sichtbar. Auf den Schichtaufnahmen nach Hirtz (**b**) sowie bei lateraler Einstellung (**c**) beobachtet man einen mit einer dünnen Corticalis umgebenen Defekt im mittleren Teil der exokranialen Seite des Clivus *(Pfeile)*.

Das folgende Schema zeigt die Verbindung zwischen Chorda dorsalis und pharyngealem Epithel beim Embryo. Diese Verwachsung erklärt die Formation der Bursa pharyngea. Letztere könnte eine mehr oder weniger markierte Vertiefung auf der exokranialen Seite des Basioccipitale bilden, welche dem pharyngealen Grübchen entspräche. Reste der Chorda dorsalis können an der hinteren Wand des Cavums verkalken (Bonneville et al. 1980).

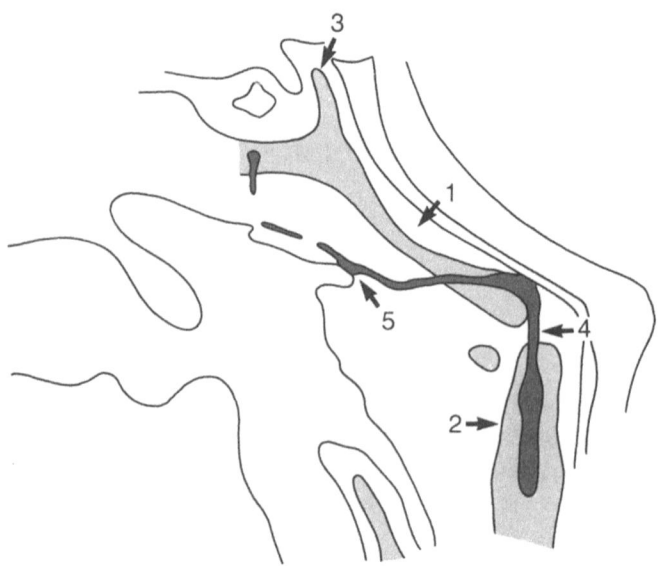

Chorda dorsalis in Höhe der Schädelbasis bei einem Embryo von 44–57 mm (modifiziert nach Tourneux). *1* Clivus; *2* Processus odontoideus; *3* Dorsum sellae; *4* Chorda dorsalis; *5* Verbindung des infrabasilären Segments der Chorda dorsalis mit der hinteren Wand des Nasopharynx.

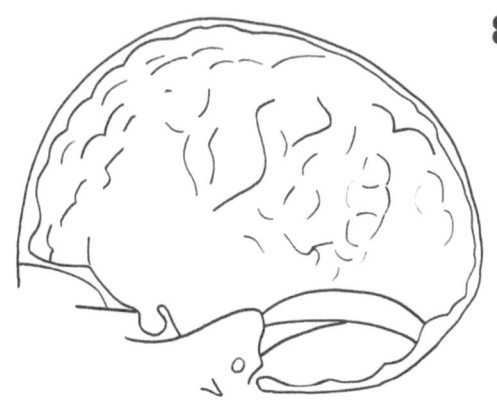

80

Kraniostenose.

Die Deformation der Schädelkalotte, die prämaturen Synostosen der Schädelnähte und die Impressiones digitatae deuten sofort auf eine Kraniostenose hin. Die vorderen und mittleren Schädelgruben scheinen gekürzt. Die Sella turcica ist leicht erweitert; die intrakraniale Drucksteigerung infolge einer Kraniostenose bewirkt das Auftreten einer leeren Sella turcica. (Siehe Abb. 88)

Arachnoidalzyste in der linken Fossa temporalis.

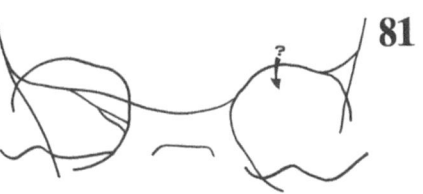

81

Arachnoidalzysten sind relativ häufige leptomeningeale Mißbildungen, gewöhnlich asymptomatisch oder nur mit leichten Symptomen (Kopfschmerzen, Epilepsie). Lokalisationen in den Sulci laterales cerebri sind am häufigsten; die Zysten können jedoch auch in der suprasellären Gegend auftauchen, in der Cisterna interhemispherica oder in der hinteren Schädelgrube (Cisterna venae magnae und Cisterna vallecuale cerebelli). Röntgenologisch charakteristisch sind die Veränderungen der Zysten der Fossa temporalis (oder Zysten der Sulci laterales cerebri), insbesondere auf der Frontalaufnahme (Tabelle 2). Die Zysten bewirken röntgenologisch das Syndrom eines suprasellären Prozesses. (Siehe Abb. 82, 91; Tabelle 2)

Tabelle 2. Röntgenologische Veränderungen in der Frontalaufnahme infolge intrakranieller Arachnoidalzysten

Lokalisation	Frontalbild	Lateralbild
Temporal	Anhebung der Ala minor ossis sphenoidalis	Vergrößerung des Abstands zwischen den Projektionen der Alae majores des Sphenoids
	Erweiterung der mittleren Fossa Temporalis	
Suprasellär	Aufwölbung des Sellabodens, der demineralisert erscheinen kann	Verkürzung des Dorsum sellae
		Vertikalisation des Sulcus
Fossa posterior	Mögliche Veränderungen infolge erhöhten intrakraniellen Drucks	
	Veränderungen des umgebenden Schädeldachs	

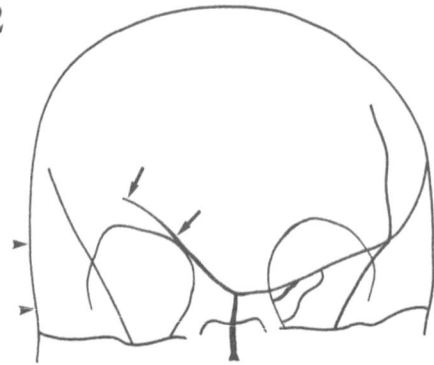

Arachnoidalzyste der rechten Fossa temporalis.

Auf der Frontalaufnahme besteht eine erweiterte Fossa temporalis *(Pfeilspitzen)* mit einer sehr markanten Anhebung der rechten Ala minor ossis sphenoidalis, die über das Orbitadach *(Pfeile)* projiziert ist. Diese Veränderungen sind charakteristisch für eine kongenitale Zyste der Fossa temporalis. (Siehe Abb. 81, 91)

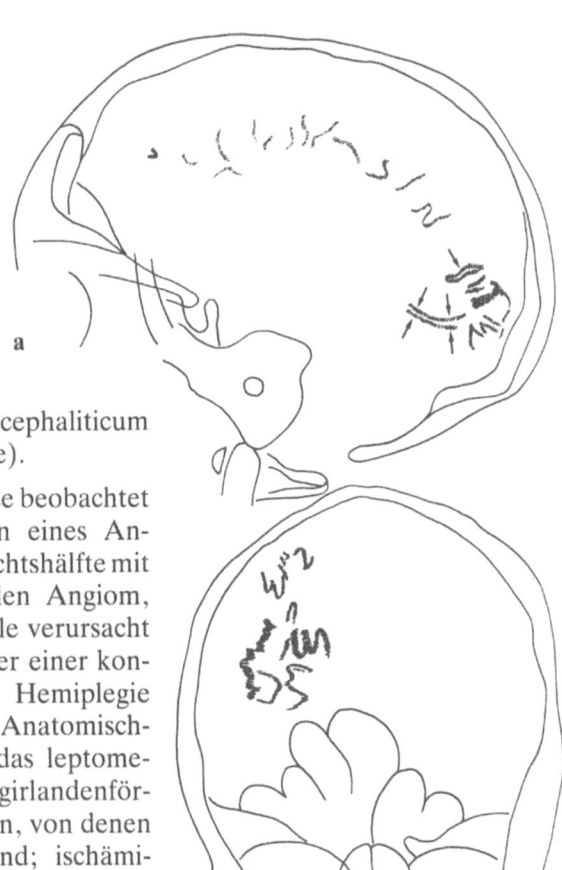

Angioma Trigeminoencephaliticum (Sturge-Weber-Krabbe).

Bei dieser Phakomatose beobachtet man die Kombination eines Angioms der oberen Gesichtshälfte mit einem leptomeningealen Angiom, das epileptische Anfälle verursacht (in 90% der Fälle) oder einer kontralateralen infantilen Hemiplegie (in 20% der Fälle). Anatomischpathologisch besteht das leptomeningeale Angiom aus girlandenförmigen dünnen Gefäßen, von denen viele thrombosiert sind; ischämische nekrotische Herde und eine durch die Blutungen hervorgerufene Fibrose sind auch vorhanden. Diese beiden Läsionen verkalken, so daß man in 50% der Fälle oberflächliche Verkalkungen auf den Schädelaufnahmen Erwachsener feststellen kann. Diese Verkalkungen treten progressiv nach dem 2. Lebensjahr auf, sobald die ischämischen Herde, die Blutungen und die vaskulären Thrombosen einsetzen. Die Verkalkungen setzen ein in der Okzipitalgegend, auf der Seite des Hautangioms und erstrecken sich dann in die parietalen und frontalen Regionen. In der Angiographie wird die vaskuläre leptomeningeale Mißbildung fast nie sichtbar. Auf der Seite des Angioms besteht eine kraniozerebrale Hemiatrophie. In diesem Fall befinden sich die klassischen girlandenförmigen Verkalkungen mit doppelter Kontur *(Pfeile)* in den frontalen, parietalen und hauptsächlich in den okzipitalen Regionen auf dem Lateralbild (**a**). Auf dem Frontalbild (**b**) erscheinen diese Verkalkungen verbunden mit einer homolateralen kraniellen Hemiatrophie und eine Erweiterung der rechten Stirnhöhle.

Es ist zu beachten, daß die Verkalkungen im Nativröntgenbild nur in 50% der Fälle darstellbar sind; in mehr als 90% der Fälle sind sie jedoch mit Hilfe der Computertomographie sichtbar. Nach intravenöser Kontrastmittelgabe folgt eine Kontrastaufnahme des leptomeningealen capillären Angioms, falls es nicht völlig thrombosiert und/oder verkalkt ist (siehe Tabelle 3).

Tabelle 3. Klinische und röntgenologische Zeichen des Angioma trigeminoencephaliticum (Sturge-Weber-Krabbe)

Klinisch	– Diffuse oder fokale Epilepsie (++++) – Infantile Hemiplegie (++) – Psychomotorischer Rückstand (+++) – Angiom der oberen Gesichtshälfte (++++)
Konventionelle Röntgenologie	– Girlandenförmige Verkalkungen homolateral zum Gesichtsangiom, hauptsächlich parieto-okzipital (++++) – Homolaterale kraniozerebrale Hemiatrophie (+++)
Computertomographie	– Deutlichere Wahrnehmung der kortikalen Verkalkungen (++++) – In einigen Fällen Kontrastaufnahme des leptomeningealen Angioms (+)
Angiographie	– Meist keine Darstellung des Angioms (+++) – Wahrnehmung assoziierter Anomalien der tiefen Venen (++)

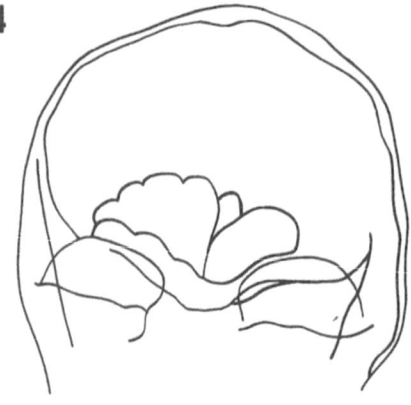

84 Rechte zerebrale Hemiatrophie. Die zerebrale Hemiatrophie ist mit einer kranialen Hemiatrophie verbunden, mit homolateraler Erweiterung der Sinus der Schädelbasis, manchmal mit Verdickung der Schädelkalotte, homolateraler Abweichung der Crista galli und Aufstieg der Pyramide.

In diesem Fall ist die kraniale Hemiatrophie mit einer Überentwicklung der homolateralen Stirnhöhle verbunden; die übrigen klassischen Zeichen fehlten jedoch. Die Angiographie zeigt manchmal eine Obstruktion der A. meningea media, die, wie auch in diesem Fall, für die infantile Hemiplegie verantwortlich ist. (Siehe Abb. 83)

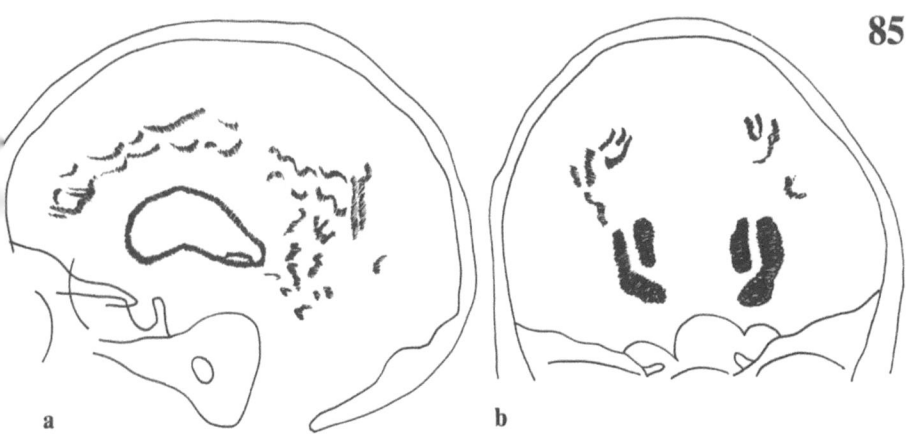

Morbus Fahr.

Bei Morbus Fahr bestehen gleichzeitig neurologische Erscheinungen und Verkalkungen der Basalganglien. Unter den klinischen Erscheinungen beobachtet man Epilepsie, pyramidale sowie extrapyramidale Zeichen, manchmal mit choreo-athetosischen Bewegungen verbunden. Die konventionellen Röntgenaufnahmen und besonders die Computertomographie zeigen symmetrische Verkalkungen, die am Kopf der Nuclei caudati beginnen; die eisenkalkischen Ablagerungen erstrecken sich demnach in die gesamten Nuclei caudati, in die Nuclei des Thalamus, die Nuclei dentati des Kleinhirns und schließlich in die Nuclei rubri. Subcorticale frontale, parietale und okzipitale Verkalkungen werden sichtbar, wenn die Krankheit weit fortgeschritten ist.

Eine Hypoparathyreoidie oder eine Pseudohypoparathyreoidie ist in 50% der Fälle möglich. Manche Verkalkungen werden zufällig entdeckt. Die Computertomographie zeigte uns, daß kleine Verkalkungen der Spitze des Nucleus lentiformis in 0,4% der Fälle zufällig wahrgenommen werden. Solche Verkalkungen können auf einer Nativröntgenaufnahme nicht erkannt werden.

In unserem Fall waren ein psychomotorischer Rückstand und abnorme choreo-athetosische Bewegungen vorhanden. Die Seitenaufnahmen (**a**) und die Frontalaufnahmen (**b**) zeigen symmetrische Verkalkungen der Nuclei caudatis, des Thalamus sowie subcorticale Verkalkungen. Durch die Computertomographie wurden Verkalkungen der Nuclei dentati des Kleinhirns sichtbar. Nur eine Einstellung nach Worms hätte diese Verkalkungen darstellen können.

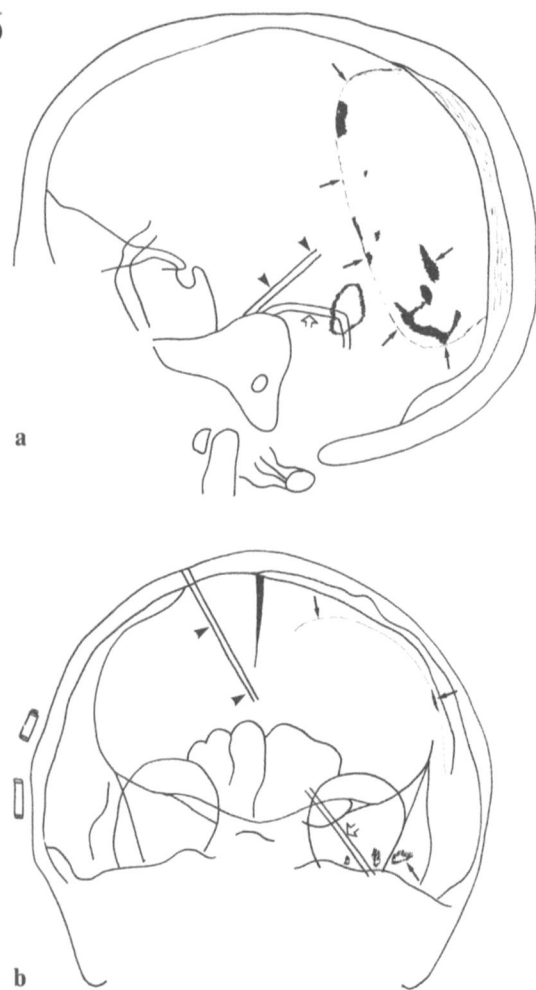

Verkalktes chronisches subdurales Hämatom.
Heutzutage ist die Entdeckung eines verkalkten posttraumatischen chronischen subduralen Hämatoms beim Erwachsenen außergewöhnlich. Weniger selten ist die Wahrnehmung solcher verkalkten Hämatome bei Kinder mit Hydrozephalus, bei denen einige Jahre zuvor eine Shunt-Operation vorgenommen wurde.
Die Hämatome sind Folge eines ventrikulären Kollaps durch übersteigerte Tätigkeit des Shunts. Zu den linearen und nodulären Verkalkungen, die die bikonvexe Form des Hämatoms bedingen *(Pfeile)*, kommen weitere röntgenologische Zeichen von intrakraniellem Druckabfall: Verdickung der Schädelkalotte, starke Entwicklung der Sinus

der Schädelbasis, Aufstieg der gesamten vorderen und mittleren Schädelgrube, Verschwinden der physiologischen Impressiones am Schädeldach und frühzeitiges Schließen der Nähte mit Sklerose der Suturenränder (Tabelle 4). Die Valven der Shunt-Operation *(Pfeilspitzen)* und das subdurale Hämatom *(offene Pfeile)* sind sichtbar.

Tabelle 4. Röntgenologische Zeichen eines chronischen intrakraniellen Druckabfalles (wie sie nach einer Shunt-Operation beobachtet werden)

Schädelkalotte	– Verdickung der Schädelkalotte – Verschwinden der physiologischen Impressiones – Verschluß der Nähte mit Sklerose ihrer Ränder
Schädelbasis	– Extensive Pneumatisation der gesamten Höhlen der Schädelbasis – Aufstieg der gesamten Schädelbasis (hauptsächlich des Planums und der Pyramiden)
Intrakranieller Raum	– In manchen Fällen sichtbare Verkalkungen, die ein chronisches subdurales Hämatom kennzeichnen

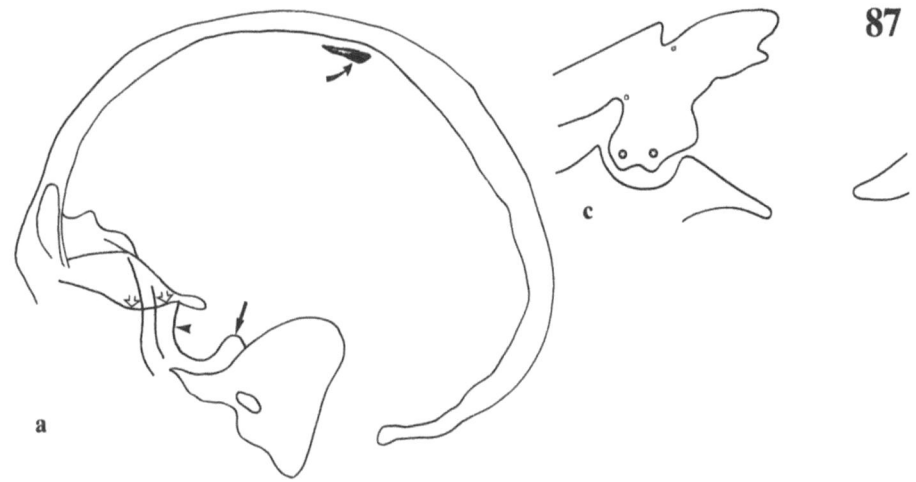

Kongenitale Aquäduktstenose.

Diese Stenose mit triventrikulärem sustentoriellem Hydrozephalus wurde bei Untersuchungen wegen Kopfschmerzen bei einer 40jährigen Patientin entdeckt. Die Diagnose ist schwieriger als in den Fällen 69 und 70. Denn es gibt kein Klaffen der Suturen und die Impressiones digitatae sind nicht verändert. Man stellt nur Veränderungen der Sella turcica, der Processus clinoidei anteriores und der präsellären Gegend fest: Amputation des Dorsum sellae *(Pfeil)*, Vertikalisation des Sulcus prechiasmatis *(Pfeilspitze)*, Verschwinden des Tuberculum sellae, markante Exkavation des Sellabodens (87b) und konkaves Planum sphenoidale („scalloping" des Planums) *(offener Pfeil)*. Die Veränderungen der Sella turcica sind mit der Erweiterung der anterioren Recessus *(Sterne)* des III. Ventrikels verbunden, während die Veränderungen des Planums mit der Erweiterung der Seitenventrikel in Zusammenhang stehen (Tabelle 5).

Man beachte eine Verkalkung der lateralen Wand des Sinus transversus *(runder Pfeil)*. (Siehe Abb. 69, 70)

Tabelle 5. Röntgendiagnostik einer kongenitalen Aquäduktstenose beim Erwachsenen

Röntgenologische Veränderungen	Wahrscheinlichkeit der Diagnose			
	Sichere Diagnose	Wahrscheinliche Diagnose	Mögliche Diagnose	Schwierige Diagnose
1. *Sellaveränderungen* – Amputation des Dorsums – Vertikalisation des Sulcus prechiasmatis – Konkaver Sellaboden	+	+	+	+
2. *Präselläre Veränderungen* – Konkaves Planum sphenoidale	+	+	+	
3. *Veränderungen des Schädeldaches* – Klaffen der Nähte – Impressiones digitatae	+	+		
4. *CT-Bild* – Triventrikuläre sustentorielle Ventrikelerweiterung – Kleiner IV. Ventrikel	+			

Kraniostenose.

Eine Steigerung der Impressiones digitatae sowie des Eindrucks des Sinus transversus *(Pfeilspitzen)* kennzeichnen die intrakraniale Drucksteigerung. Die vordere und mittlere Schädelgrube scheint stark gekürzt. Die Sella turcica ist tief infolge einer leeren Sella, was durch die intrakraniale Drucksteigerung zustande kommt. (Siehe Abb. 80)

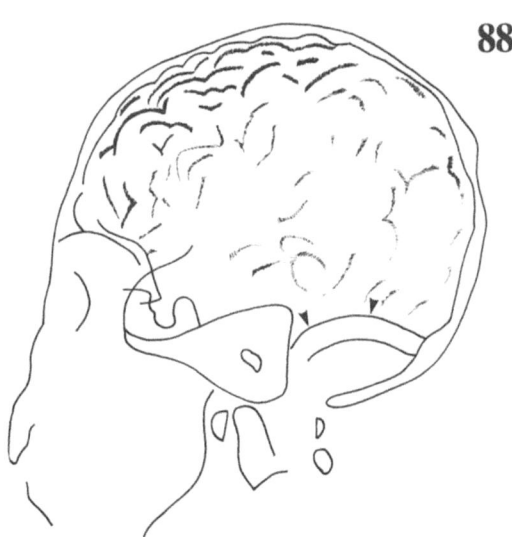

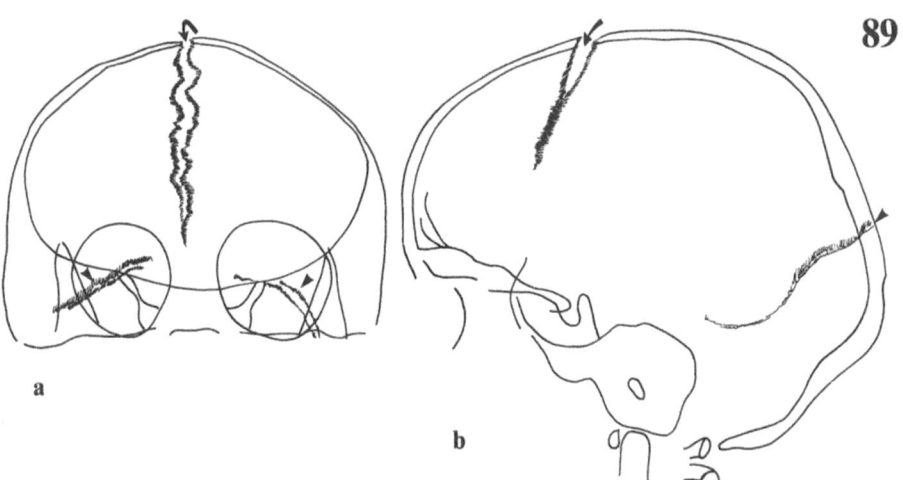

Intrakraniale Drucksteigerung bei einem 9jährigen Mädchen mit einem Kleinhirnmedulloblastom.

Die Sella turcica ist nicht verändert, aber die Sutura coronalis *(schwarze Pfeile)* und lambdoides *(Pfeilspitzen)* klaffen. (Siehe Abb. 20, 56, 60, 68, 89)

90

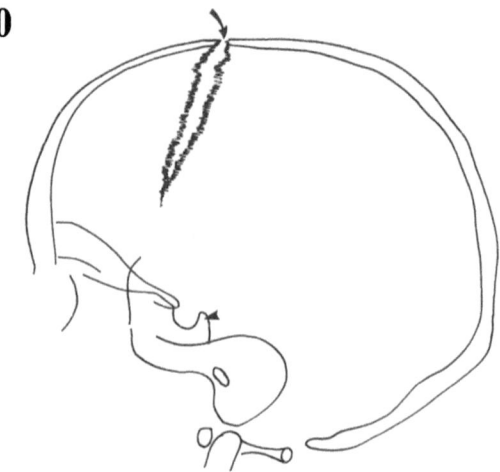

Intrakraniale Drucksteigerung bei einem 8jährigen Kind. Starkes Klaffen der Suturae coronales *(Pfeil)*. In dieser Entwicklung der Drucksteigerung beobachtet man das Auftreten einer Demineralisation des Dorsum sellae *(Pfeilspitze)*. (Siehe Abb. 20, 56, 60, 68, 89)

91

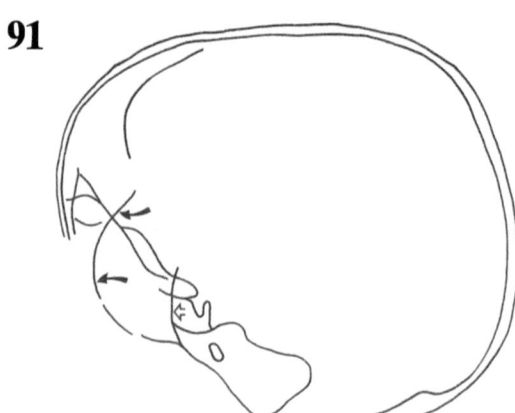

Arachnoidalzyste in der Fossa temporalis.

Auf dem Seitenbild besteht eine starke Asymmetrie beider Alae majores ossis sphenoidalis, was die Erweiterung einer der beiden Fossae temporales kennzeichnet. Die vordere Ala major *(runde Pfeile)* entspricht der vorderen Grenze der erweiterten Fossa temporalis, die die Arachnoidalzyste enthält. Die hintere Ala major *(offener Pfeil)* entspricht der vorderen Grenze der normalen Fossa temporalis. (Siehe Abb. 81, 82)

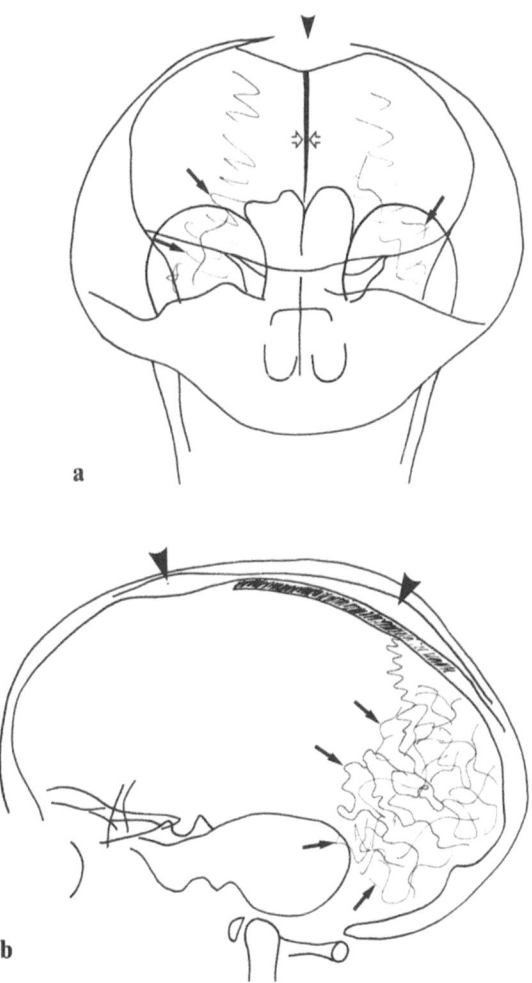

Dysostosis cleidocranialis.

Die Dysostosis cleidocranialis (auch Scheuthauer-Marie-Sainton-Syndrom genannt) ist eine dominante Erbkrankheit; es gibt jedoch in 30% der Fälle spontane Mutationen.

Klinisch besteht bei Dysostosis cleidocranialis eine Atmungsinsuffizienz beim Neugeborenen im Zusammenhang mit der Deformation des Brustkorbs. Der Schädel ist stark deformiert mit Brachyzephalie, Klaffen und Rückstand im Verschluß der Nähte, und der Gesichtschädel ist hypotroph. Die Entwicklung der Zähne ist retardiert. Die Schultern können wegen der Aplasie der Schlüsselbeine hypermobil sein.

Röntgenologisch zeigen sich die wichtigsten Anomalien an Schädel, Schlüsselbein, Brustkorb, Wirbelsäule und Händen:

- *Am Schädel:* beim Neugeborenen ist die kraniale Verknöcherung verzögert, wenn nicht fehlend: später ist die Verknöcherung progressiv, mit vielen Ossicula Wormiana *(Pfeile).* Dieser Ossifikationsdefekt bleibt in der Nähe der Mittellinie, insbesondere bei den Fontanellen und der Sutura sagittalis. Nähte und Fontanellen sind dann erweitert *(Pfeilspitzen).* Die Sutura metopica *(offene Pfeile)* persistiert in den meisten Fällen bis ins späte Alter (dagegen nur bei 10% der normalen Erwachsenen). Der Schädel ist brachyzephal und die Sinus der Schädelbasis sind hypoplastisch (in unserem Fall ist der Schädel eher dolichozephal). Oft beobachtet man auch eine verzögerte Zahnung mit überzähligen Zähnen (**a**).
- *Das Schlüsselbein fehlt in 10% der Fälle.* Manchmal fehlt nur einer der drei Ossifikationskerne.
- *An der Wirbelsäule* stellt man eine Persistenz der Synchondrosen zwischen Wirbelkörpern und hinteren Bogen fest. Die lumbalen Spondylolysen sind besonders häufig.
- *Die Rippen* sind kurz, sehr schräg nach unten verlaufend.
- *Am Becken* ist die Ossifikation verzögert und unvollständig.
- *An den Händen* sind die 2. und 5. Metacarpalien relativ lang; die mittleren Phalangen sind etwas kurz. Die knöcherne Maturität ist verzögert und man findet viele überzählige Knöchelchen (Taybi 1983).

Tuberöse Sklerose (Bourneville).

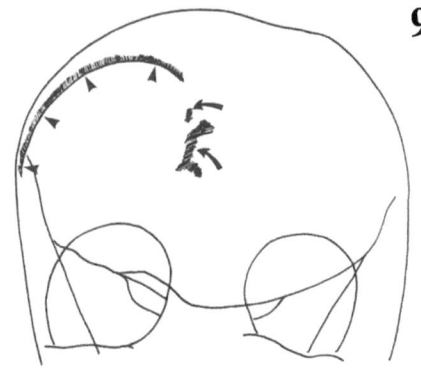

Die tuberöse Sklerose (Bourneville-Pringle-Syndrom) ist eine dominante Erbkrankheit mit häufigen spontanen Mutationen.
Klinisch ist diese Phakomatose durch Hautläsionen charakterisiert (Adenoma sebaceum, Cafeau-lait Flecken ...), durch eine neurologische Symptomatologie (psychomotorischer Rückstand, Epilepsie, West-Syndrom, verschiedene neurologische Defizite ...), durch eine kardiovaskuläre Symptomatologie (arterieller Hochdruck, Aneurysmen), durch Nierenstörungen im Zusammenhang mit häufig bilateralen Nierenangiomyolipomen, die karzinomatös degenerieren können und spontan bluten; man beobachtet auch Phakome der Netzhaut des Auges.

Röntgenologisch findet man intrakraniale Verkalkungen in der tuberösen Sklerosa. Diese Verkalkungen sind manchmal nicht sehr groß und nur mit Hilfe von Computertomographie sichtbar. Diese kranialen Verkalkungen können verschieden lokalisiert sein:
- oberflächlich: dargestellt als Nodulen von 5 bis 10 mm Durchmesser; sie entsprechen entweder Hamartomen oder Spongioblastomen;
- tief, um die Ventrikel herum: Diese Verkalkungen bestehen aus vielen kleinen Nodulen. Handelt es sich um größere, so sind sie mit einem Tumor verbunden, wie z.B. ein Gliom. Diese Tumoren liegen gewöhnlich in der Nähe des Foramen Monro. In unserem Fall liegt der Tumor in der Gegend des Trigonum. Bei diesem Astrozytom geringen Grades erkennt man noduläre Verkalkungen im inneren Teil *(Pfeile)*. Man beobachtet ferner eine Zyste, die die Tabulae internae des Schädeldaches in der rechten parieto-okzipitalen Gegend beeinträchtigt *(Pfeilspitzen)*. Durch die Darstellung der diffusen periventrikulären Verkalkungen erlaubt die Computertomographie, einen solchen Tumor unmittelbar einer tuberösen Sklerose zuzuordnen, sogar ohne jeden klinischen Hintergrund (**b**).

In 80% der Fälle bestehen bilaterale Nierenhamartome, gewöhnlich Angiomyolipome. Die Computertomographie führt zu einer guten Abschätzung dieser tumoralen Prozesse.

94 Makrokranie.

Bei diesem 6 Monate alten Kind besteht eine Makrokranie, die auf eine markante Hydrozephalie zurückzuführen ist. Die Dimensionen des Schädels können zwar sehr genau gemessen werden. Es ist jedoch leicht abzuschätzen, ob die Dimensionen normal oder anormal sind. Es genügt, auf dem Seitenbild die Größe von Neurocranium und Gesichtsschädel zu vergleichen: das Größenverhältnis dieser beiden Strukturen ändert sich beträchtlich von der Geburt bis zur Pubertät. So ist das Neurocranium eines Neugeborenen 8mal größer als der Gesichtsschädel. Im Alter von 2 Jahren ist diese Beziehung 5:1, mit 6 Jahren 3:1 und beim Erwachsenen 2:1 (Newton und Potts 1971). Im vorliegenden Fall ist das Neurocranium ungefähr 11mal größer als der Gesichtsschädel.

95 Morbus Paget.

Die basilare Impression ist die klassische Komplikation des Morbus Paget. Durch den erweichten pagetoiden Knochen erfolgt die Einstülpung von C1 und C2 *(punktierte Linie)* in Richtung der hinteren Schädelgrube. (Siehe Abb. 38–40)

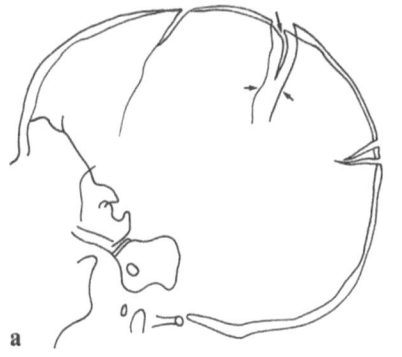
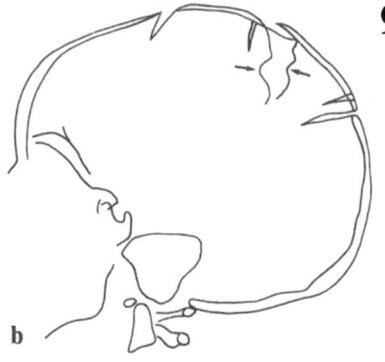
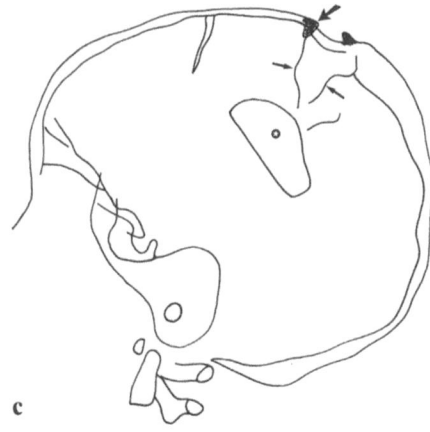

"Wachsende" Schädelfraktur („Growing" Fractur).

Diese Frakturen, die sich progressiv vergrößern, kommen bei Kindern unter 10 Jahre vor und sind hauptsächlich in den parietalen und okzipitalen Regionen lokalisiert. Die progressive Erweiterung der Frakturlinie erklärt sich durch die Entwicklung einer leptomeningealen Zyste, die eine Hernie durch die zerrissene darunterliegende Dura mater bildet. Durch das Pulsieren des Liquors kommt es zu einer progressiven Arrosion der Frakturränder. Die folgenden Röntgenaufnahmen dieses 4 Monate alten Kindes illustrieren sehr gut die progressive Entwicklung der Frakturlinie:

a Diese Aufnahme zur Zeit des Traumas stellt eine bilaterale parietale Frakturlinie dar *(Pfeile)*.

b Die Kontrollaufnahme einen Monat später zeigt bereits eine starke Erweiterung der Frakturlinien *(Pfeile)*.

c 15 Monate nach dem Trauma erkennt man eine starke Erweiterung der Frakturlinien mit Verdichtung der Ränder *(Pfeile)*. Man beachte die Luft in den Seitenventrikel *(Stern)*, denn diese Aufnahme wurde im Verlauf einer Pneumoenzephalographie angefertigt.

97 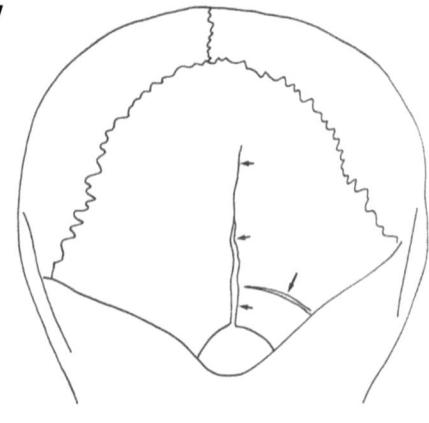 Paramediale okzipitale Fraktur.

Die okzipitalen Frakturen *(Pfeile)* sind normalerweise senkrecht und paramedial. Sie können die Mittellinie kreuzen. Beim Kind müssen diese okzipitalen Bruchlinien von den zahlreichen Nähten des Os occipitale unterschieden werden. Es sei auf die folgende Tabelle 6 verwiesen, in der die einzelnen Daten zu den Synostosen der verschiedenen Fontanellen, Nähte und Synchondrosen aufgelistet sind.

Tabelle 6. Verschluß der verschiedenen Fontanellen, Suturen und Synchondrosen

Suturen	Zeitpunkt des Verschlusses	Bemerkungen
Stirnfontanelle	15 bis 24 Monate	
Hinterhauptfontanelle	Vor der Geburt oder während der ersten 2 Monate	
Vordere Seitenfontanelle	3 Monate	
Hintere Seitenfontanelle	Während des 2. Lebensjahrs	
Sutura metopica	2. bis 3. Jahr	Persistiert bei 10% der Erwachsenen
Sutura coronalis	Nach 30 Jahren	
Sutura sagittalis	Nach 30 Jahren	
Sutura lambdoides	Nach 30 Jahren	
Sutura mendosa	Nach einigen Wochen	Kann ausnahmsweise länger persistieren
Synchondrosis fronto-sphenoidalis	Nach etwa 2 Jahren	

Tabelle 6. (Fortsetzung)

Suturen	Zeitpunkt des Verschlusses	Bemerkungen
Synchondrosis intrasphenoidalis	Vor dem 3. Jahr	Muß vom kraniopharyngealen Kanal unterschieden werden (dieser kommt aus dem Sellaboden)
Synchondrosis spheno-occipitalis	Zwischen Pubertät und 20. Jahr	
Synchondrosis intraoccipitalis posterior	Zwischen dem 2. und 3. Jahr	
Kleinhirnsynchondrose (zwischen den zwei Okzipitalschuppen)	Unbeständig, verschwindet bei der Geburt	Kann ausnahmsweise bis zum Jugendalter persistieren

Osteosarkom des Schädeldaches. **98**

Lokalisationen am Schädeldach sind eher selten. Osteolytische und hauptsächlich osteokondensierende Läsionen beobachtet man an den drei Tabulae des Schädeldaches. Es zeigt sich das klassische Bild von feinen vertikalen strichförmigen Schatten *(Pfeilspitzen)* sowie die Infiltration der Weichteile *(schwarze Pfeile* auf dem oberen mit Niederspannung angefertigten Bild).

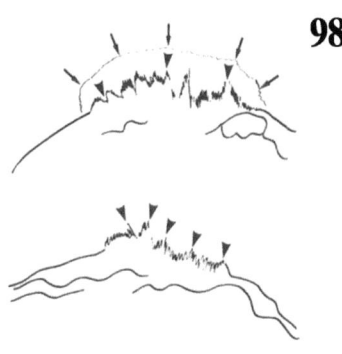

Cooley's Anämie. **99**

Die kongenitalen hämolytischen Anämien gehen mit einer Hyperplasie des Knochenmarks einher. In einem ersten Stadium wird der Diploe breiter und die Tabula externa dünner. In einem mehr fortgeschrittenen Stadium wird die Tabula externa von dem hyperplastischen Knochenmark infiltriert, und es folgt eine Reaktion des Periosteums. Diese Hyperplasie verläuft parallel zu den Gefäßen der medullären Hyperplasie, die senkrecht zum Schädeldach verlaufen. Diese Entwicklung erklärt den „Bürstenschädel"-Aspekt dieser fortgeschrittenen Anämien (Newton und Potts 1971).

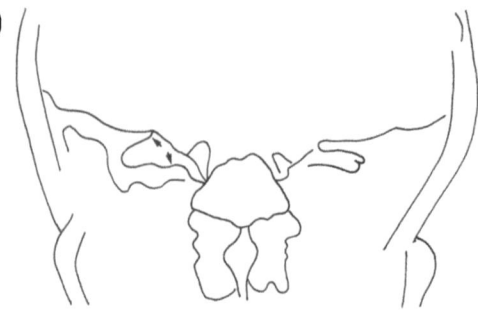

Neurinom des linken Kleinhirnbrückenwinkels. In der antero-posterioren Einstellung nach Worms erkennt man in diesem Falle deutlich die Erweiterung des linken inneren Gehörganges.

Die Standardröntgenuntersuchung einer Innenohrtaubheit muß drei Einstellungen beinhalten: eine antero-posteriore (Schüller 1), eine fronto-subokzipitale (Worms-Bretton) und eine Stenvers-Chausse-IV-Aufnahme. Heutzutage kann man die Schichtaufnahmen fallen lassen und sofort zur Computertomographie übergehen. Die folgende Tabelle 7 faßt das Protokoll der Röntgenuntersuchung einer Innenohrtaubheit zusammen.

Tabelle 7. Untersuchung einer Innenohrtaubheit

```
                    Innenohrtaubheit
                          ↓
                  Kochleovestibuläre
                    Untersuchungen
                    ↙            ↘
         Retrokochläre              ⊖
           Ausfälle                  ↘
              ↓                       Stop
  Konventionelle Röntgenuntersuchungen
       der inneren Gehörgänge
              ↓
          ⊕ oder ⊖
              ↓
      Computertomographie mit
       intravenösem Kontrastmittel
         ↙
       ⊖                    ⊕
                              ↘
   Computertomographie ——⊕——→ Chirurgie
    mit Lufteinspritzung
         |
         ⊖
         ↓
        Stop
```

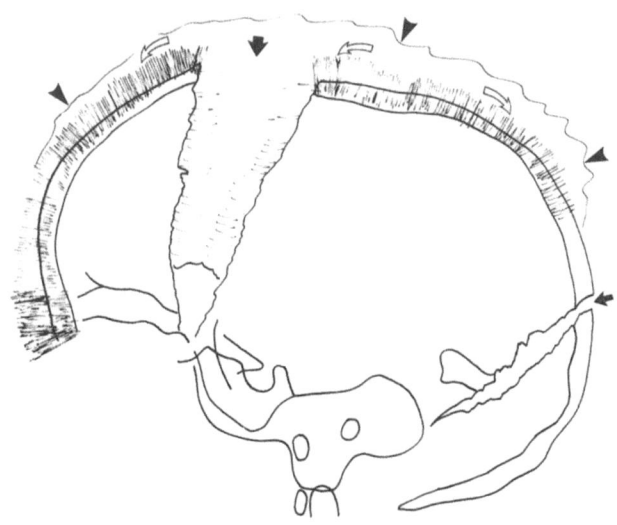

Kraniale Metastase eines Neuroblastoms.

Das Neuroblastom (Sympathoblastom) kann mit epiduralen Metastasen einhergehen. Zur Infiltration des kranialen epiduralen Raumes kommt auch eine Infiltration der Schädelnähte. Letztere können klaffen *(Pfeile)* (Caster et al. 1968).

Die Weichteile sind infiltriert *(Pfeilspitzen)*. Der „Bürstenschädel"-Aspekt der Konvexität ist Zeichen für die Infiltration des Diploe *(offene Pfeile)*.

102

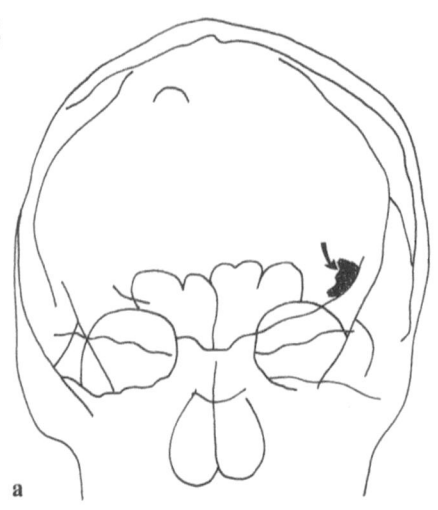

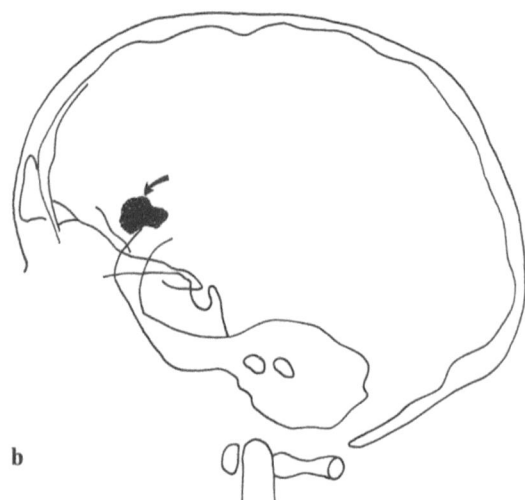

Osteom des linken Pterions.

Ein solches Osteom *(Pfeil)* darf nicht mit der Hyperostose des Ansatzes eines Meningioms verwechselt werden.

Die Computertomographie zeigt sehr genau die Verhältnisse zwischen dem Osteom und dem zerebralen Zellgewebe. Umfangreiche Osteome des Pterions können die Spitze des Temporallappens komprimieren, pathogen werden und eine allgemeine oder fokale Epilepsie verursachen.

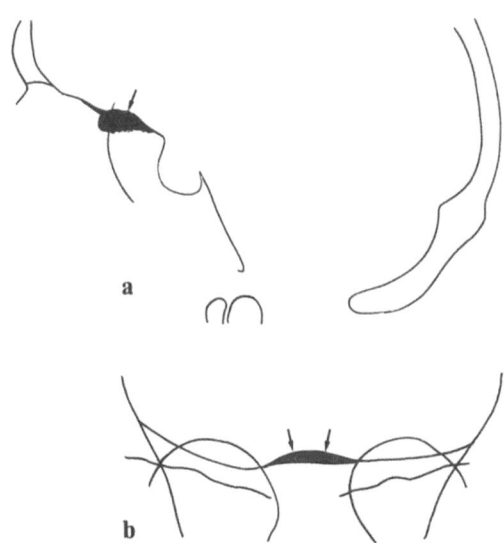

Meningiom des Planum sphenoidale.

Das Meningiom des Planum sphenoidale geht mit knöchernen Anomalien der Schädelbasis einher, die in 80% der Fälle röntgenologisch darstellbar sind. Die Frontal- und Seitenaufnahmen zeigen eine unregelmäßige Hyperostose in der präsellären Gegend mit „blistering" des Planum sphenoidale und/oder des Sulcus prechiasmatis *(Pfeile)*. Wenn „blistering" eintritt, wird das Jugum nach oben konvex. Eine Osteokondensation der mittleren Schädelgrube, verbunden mit „blistering", wird bei Morbus Paget und fibröser Dysplasie beobachtet. Ein „blistering" ohne Hyperostose tritt auf im Falle einer extensiven Pneumatisierung der Keilbeinhöhle und einer zerebralen Hypotrophie (siehe Abb. 67, 68). Eine Hyperostose ohne „blistering" gibt es bei osteokondensierenden Metastasen, Osteitis und primitiven Tumoren der Schädelbasis (siehe folgende Tabelle). Man beachte, daß in diesem Fall eine intrakraniale Drucksteigerung mit dem Meningiom einhergeht und daß dadurch das Dorsum sellae demineralisiert ist. (Siehe Abb. 54, 68)

Tabelle 8. Ätiologie der Hyperostosen und des „blistering" des Planum sphenoidale

Krankheiten	Röntgenologische Veränderungen des Planums — Isolierte Hyperostose	Isoliertes „blistering"	Hyperostose + „blistering"
Meningiome	+	+	++++
Metastasen	+++	–	–
Chronische Osteitis	+++	–	–
Fibröse Dysplasie	–	–	+++
Morbus Paget	–	–	+
Primäre zerebrale Hypotrophie oder Zustand nach Shunt-Operation	–	++++	–
Extensive Pneumatisierung der Keilbeinhöhle	–	++++	–
Mukozele	–	++	–
Neurofibromatose	–	++	–

Literaturverzeichnis

Amouroux J, Cywiner-Golenzer C, Kemeny JL (1981) Le granulome eosinophile des os. In: de Sèze S et al. (ed): L'actualité rhumatologique 1981. Expansion scientifique, Paris, pp 174–183

Bonneville JF, Belloir A, Mawazini H, Manzoni JM, Runge M, Monnier G, Dietemann JL (1980) Calcified remnants of the notochord in the roof of the nasopharynx. Radiology 137: 373–377

Bonneville JF, Dietemann JL (1981) Radiology of the sella turcica. Springer, Berlin Heidelberg New York

Burguet JL, Dietemann JL, Wackenheim A (1982) Radiologie de la fossette pharyngée. J Radiol 63: 41–43

Burger C, Vogel FS (1976) Surgical pathology of the nervous system and its coverings. Wiley, New York

Caffey J (1972) Pediatric X-ray diagnosis, 6th ed. Year Book Medical, Chicago

Carter TL, Gabriesen TO, Abell MR (1968) Mechanism of split cranial sutures in metastatic neuroblastoma. Radiology 91: 467–470

Dietemann JL, Lang J, Francke JP, Bonneville JF, Clarisse J, Wackenheim A (1981) Anatomy and radiology of the sellar spine. Neuroradiology 21: 5–7

Dietemann JL, Bonneville JF, Cattin F, Poulignot D (1983) Computed tomography of the sellar spine. Neuroradiology 24: 173–174

Edeiken J, Hodes PJ (1973) Roentgen diagnosis of diseases of bone, 2nd edn. Williams and Wilkins, Baltimore

Harwood-Nash DC, Fitz CR (1976) Neuroradiology in infants and children. Mosby, St Louis

Kissel P, Schmitt J, Andre JM (1975) Phacomatoses. Encycl Med Chir, Paris-Neurology, 17165 B10, 1

Metzger J, Weill F, Cabanis EA, Bonneville JF, Ben Hamida M (1975) Les calcifications intrâcraniennes. In: Fischgold H (ed) "Traité de radiodiagnostic." vol 14-1, pp 3–76

Newton TH, Potts DG (1971) Radiology of the skull and brain. The skull, vol 1, books 1 and 2. Mosby, St Louis

Taybi H (1983) Radiology of syndromes and metabolic disorders, 2nd edn. Year Book Medical, Chicago

Wackenheim A (1960) Radio-anatomie normale et pathologie du crâne. Doin, Paris

Wackenheim A (1983) Exercices de Radiodiagnostic. Radiodiagnostic des vertèbres de l'adulte. Vigot, Paris, and Springer, Berlin Heidelberg New York

Sachverzeichnis

Akromegalie 130, 132
Aneurysma 105, 125, 128, 134
Angiom, cerebral 91, 93
   dural 109, 123
Angioma Trigemino-encephaliticum 145, 146
Aquäduktstenose 135, 136, 149, 150
Arachnoidalzyste 143, 144, 152
Arachnoidale Verkalkung 96
Arterio-venöse Mißbildung 91, 93
Astrocytom 90, 97, 98

Basalganglien, Verkalkungen 147
Blistering, Planum 164
Bourneville 155

Cephalhämatom 117
Cholesteatom 108, 113, 118, 119, 124, 133
Chromophobes Adenoma 137
Cooley Anämie 159

Dermoid, Zyste 108
Drucksteigerung 128, 131, 151, 152
Dural Angiom 109, 123
Dura mater, Verkalkung 89, 104
Dysostosis cleidocranialis 153

Eosinophiles, Granulom 120
Epidermoid, Zyste 108, 113, 118, 119, 124, 133

Fahr 147
Falx cerebri, Verkalkung 92
Fibrosarkom 105
Fontanellen 158, 159
Fraktur 111, 112, 138, 157, 158

Hämangiom 106, 107
Hämatom 93
   chronisches subdural 148
Hand-Schüller-Christian 121, 122
Histiocytose X 120–122
Hyperostosis frontalis interna 102

Innenohrtaubheit 160
Intrasellärer Dorn 140

Kahler 110, 117
Kraniopharyngiom 133, 134
Kraniostenose 143, 151

Leere sella turcica 130
Letterer-Siwe 121

Makrokranie 156
Meningiom 91, 100, 101, 110, 113, 124, 126, 127, 134, 135, 139, 163, 164
Meningiom „en plaque" 137
Metastasen 122, 123
Myelom 110, 117

Neurinom 160
Neuroblastom 161

Oligodendrogliom 88, 94
Osteitis 103
Osteom 103, 140, 162
Osteoporosis circumscripta
 cranii 115, 116
Osteosarkom 159

Pacchinische Granulation 89
Paget 115, 116, 156
Pharyngeales Grübchen 142
Plexus Chorioidei, Verkalkung 87
Plasmocytom 114
Prolaktinom 129, 139
Psammom 91
Psychomotorischer Rückstand 134

Siebbeinhöhle Zylinderepithal 141
Sturge-Webber-Krabbe 145, 146
Suturen 158, 159
Synchondrosen 158, 159

Talgzyste 99
Toxoplasmose 99
Tuberkulom 95
Tuberöse Sklerose 155

Wachstumhormonadenom 130, 132

Zerebrale Hemiatrophie 146

MIX
Papier aus verantwortungsvollen Quellen
Paper from responsible sources
FSC® C105338

If you have any concerns about our products,
you can contact us on
ProductSafety@springernature.com

In case Publisher is established outside the EU,
the EU authorized representative is:
Springer Nature Customer Service Center GmbH
Europaplatz 3, 69115 Heidelberg, Germany

Printed by Libri Plureos GmbH
in Hamburg, Germany